TMS
EMS

DIAGRAMME
UND TABELLEN
ÜBUNGSBUCH
2. AUFLAGE

SIEBEN KOMPLETTE TMS & EMS SIMULATIONEN • 168 ORIGINALGETREUE ÜBUNGSAUFGABEN • EFFIZIENTE LÖSUNGSSTRATEGIEN • BEWÄHRTE TIPPS & TRICKS • MUSTERLÖSUNGEN ZU ALLEN AUFGABEN • EXAKTE ANALYSE DER ORIGINALAUFGABEN • AUSFÜHRLICHE ERKLÄRUNGEN ZU TYPISCHEN FEHLERQUELLEN • DETAILLIERTER TRAININGSPLAN

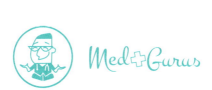

Zuschriften, Lob und Kritik bitte an:

MedGurus® Verlag
Am Bahnhof 1
74670 Forchtenberg
Deutschland

Email: buecher@medgurus.de

Bibliografische Information der Deutschen Nationalbibliothek

Die Deutsche Nationalbibliothek verzeichnet diese Publikation in der Deutschen Nationalbibliografie.
Detaillierte bibliografische Daten sind im Internet über http://dnb.dnb.de abrufbar.

1. Auflage Januar 2016
1. Aktualisierte Auflage November 2016
1. Aktualisierte Auflage November 2017
2. Auflage Oktober 2018
2. Aktualisierte Auflage Oktober 2019

Umschlaggestaltung: Studio Grau, Berlin
Layout & Satz: Studio Grau, Berlin
Lektorat: Marina Essig
Druck & Bindung: Schaltungsdienst Lange oHG, Berlin

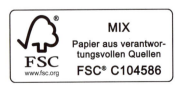

Printed in Germany
ISBN: 978-3-944902-23-4

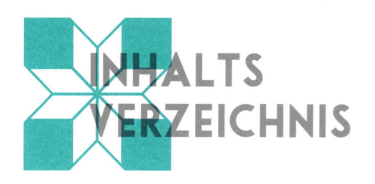

INHALTSVERZEICHNIS

VORWORT

Hinter dem MedGurus® Verlag steht eine Initiative von approbierten Ärzten und Medizinstudenten, die es sich zur Aufgabe gemacht haben Medizininteressierten zu ihrem Studienplatz zu verhelfen. Es ist unser Anliegen Chancengleichheit bei der Vorbereitung auf den Medizinertest herzustellen und keine Selektion durch überteuerte Vorbereitungskurse und -materialien zu betreiben. Wir haben daher in den vergangenen Jahren viel Zeit und Herzblut in die Erstellung von Seminaren, Büchern und unserer E-Learning-Plattform investiert. Inzwischen können wir dieses Vorbereitungsangebot für den TMS, EMS, MedAT und Ham-Nat zu studentisch fairen Preisen anbieten. Wir hoffen, dass wir Dir damit den Weg ins Medizinstudium ebnen können, so wie uns das schon bei einer Vielzahl Medizinstudenten vor Dir erfolgreich gelungen ist.

Das Konzept unserer Buchreihe für den TMS & EMS ist simpel:
* Der Leitfaden und der Mathe-Leitfaden für den TMS & EMS erklären Dir anhand von verständlichen Beispielen die Lösungsstrategien zu den einzelnen Untertests des TMS & EMS.
* Mit unseren Übungsbüchern hast Du die Möglichkeit anhand der zahlreichen Übungsaufgaben, zu den jeweiligen Untertests, die beschriebenen Lösungsstrategien einzustudieren.
* Mit unserer TMS Simulation kannst Du zum Abschluss Deiner Vorbereitung Deine Fähigkeiten realistisch überprüfen.

Unsere TMS & EMS Buchreihe wird dabei jedes Jahr auf den neuesten Stand gebracht und an die aktuellen Änderungen im TMS & EMS angepasst.

Auf Dein Feedback zu unseren Büchern freuen wir uns. Für konstruktive Kritik haben wir immer ein offenes Ohr und setzen Deine Wünsche, Anregungen und Verbesserungsvorschläge gerne um. Du erreichst uns unter buecher@medgurus.de oder auf Facebook unter www.facebook.com/medgurus. Hier veröffentlichen wir auch regelmäßig Neuigkeiten zu den Medizinertests.

Im Übrigen werden fünf Prozent der Gewinne des MedGurus® Verlages für karitative Zwecke gespendet. Detaillierte Informationen zu unseren geförderten Projekten findest Du auf unserer Homepage www.medgurus.de.

Jetzt wünschen wir Dir viel Spaß bei der Bearbeitung dieses Buches, eisernes Durchhaltevermögen bei der Vorbereitung und nicht zuletzt viel Erfolg im Medizinertest!

Dein Autorenteam
Alexander Hetzel, Constantin Lechner und Anselm Pfeiffer

DANKE!
Wenn Du der Meinung bist, dass Dir dieses Buch helfen konnte, dann bewerte es bitte auf **Amazon.de** oder auf unserer Homepage **www.medgurus.de**.

EINLEITUNG

EINLEITUNG

1. ALLGEMEINES UND AUFBAU

Sowohl im EMS als auch im TMS ist dieser Test der letzte Untertest des Tages. Nach ca. fünf Stunden konzentrierten Arbeitens befindet sich in der Regel nur noch trüber Gehirnmatsch im Kopf, der das Denken zäh macht. Was also in diesem Untertest zählt wie in keinem anderen, ist die Ausdauer. Die meisten AbsolventInnen geben in diesem Untertest auf, lehnen sich zurück und warten auf das Ablaufen der Zeit. Das sollte Dir nicht passieren, vielmehr solltest Du die Chance nutzen, Dich bei diesem Untertest nochmal von der Konkurrenz abzusetzen. Deshalb Zähne zusammenbeißen und Dich Stück für Stück durchackern. Das Ziel muss hier nicht die Maximalpunktzahl sein, aber jede Aufgabe, die Du noch bearbeiten kannst, bringt evtl. den entscheidenden Vorteil gegenüber dem hirntoten Nachbarn.

Hinzu kommt, dass in den Diagrammen oft sehr komplexe medizinische und naturwissenschaftliche Zusammenhänge dargestellt werden, was die Bearbeitung oft zusätzlich erschwert. Als fertiger Mediziner tut man sich natürlich leichter beim Verständnis der dargestellten Zusammenhänge, aber keine Angst, die Aufgaben sind so gestellt, dass man auch ohne jegliche Vorkenntnisse die gesuchte Aussage identifizieren kann. Du musst nur ganz genau hinschauen.

Im TMS Test werden hier 24 Aufgaben in 60 Minuten und im EMS 20 Aufgaben in 50 Minuten gestellt, d. h. es stehen 2:30 Minuten pro Aufgabe zur Verfügung. Dich alle 2:30 Minuten auf ein neues Szenario einzustellen, kostet Energie. Du solltest Dir im Klaren darüber sein, dass dieser Untertest bewusst als letzter bearbeitet werden muss, um nochmals die Spreu vom Weizen zu trennen. Mit der Gewissheit im Hinterkopf, dass sich die Anderen bei diesem Untertest genauso quälen kannst Du Dich besser auf die Situation einstellen und weißt was auf Dich zukommt. Sei der Weizen!

Der Aufbau der Aufgaben ist stets derselbe und gliedert sich in einen Begleittext, ein Diagramm bzw. eine Tabelle und die dazu formulierten Aussagen.

2. BEARBEITUNGSSTRATEGIE

1. **Analyse des Diagramms bzw. der Tabelle:** Was wird auf der x-, was auf der y-Achse dargestellt? Wie unterscheiden sich die Gruppen? Was fällt beim Verlauf auf? Gibt es Unterschiede?
2. **Begleittext aufmerksam lesen** und wichtige Informationen markieren oder neben der Aufgabe herausschreiben und zusammenfassen.
3. **Gerade bei diesem Untertest die Fragen genau lesen:** Wird die richtige oder die falsche Aussage gesucht?
4. **Aussagen einzeln bearbeiten**

Es empfiehlt sich für die ersten zwei Schritte ca. zwei Drittel der Bearbeitungszeit aufzuwenden. Denn, je besser Du das Diagramm verstanden hast, desto schneller kannst Du die Aussagen im Anschluss bearbeiten.

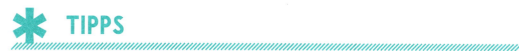 **TIPPS**

* **GRAPHITI**
  Oft werden im Begleittext Zahlen, Fakten, Definitionen oder die Beschriftung der Graphen genannt auf die sich später auch die Aussagen beziehen können. Diese wichtigen Informationen solltest Du markieren oder, noch besser, in das Diagramm übertragen. Bsp. TMS II Nr. 182, TMS I Nr. 162 (Beschriftung der Graphen)

* **ALLER GUTEN DINGE SIND ZWEI**
  Du solltest **mindestens zwei Aussagen bearbeiten, bevor Du Dich auf eine Antwort festlegst**. Es passiert nicht selten, dass man erst bei der zweiten Aussage versteht, wie das Diagramm genau auszuwerten ist. Du solltest Dich also nicht auf die **Aussage A** direkt festlegen und zur nächsten Aufgabe weitergehen, sondern mindestens noch **Aussage B** gegenlesen.
  Es ist jedoch nicht notwendig alle Aussagen zu bearbeiten, bevor Du Dich für eine Antwort entscheidest. Mit dem Ausschlussprinzip lässt sich Zeit sparen.

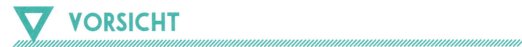

▽ VORSICHT

Ein ganz häufiger und vermeidbarer Leichtsinnsfehler ist das Überlesen der Fragestellung: „Welche Aussage ist dieser Information zufolge falsch?"
Es passiert schnell, dass man übersieht, dass die falsche Aussage gesucht wird oder nach der Beantwortung der zweiten oder dritten Aussage plötzlich wieder beginnt, die richtige Aussage zu suchen.
Empfehlenswert ist es daher bei allen Untertests, bei denen die falsche Aussage gesucht wird, **falsch** oder **nicht** deutlich zu markieren.

Auch in diesem Untertest sind die Aufgaben nach Schwierigkeit gestaffelt. Bei den ersten acht Aufgaben ist es meist leicht, die gesuchte Aussage mit Sicherheit zu identifizieren. Du solltest daher versuchen v. a. bei den ersten Aufgaben zu punkten. Bist Du Dir bei der Beantwortung einer Aussage unsicher, solltest Du diese am Rand markieren und eher mit der Bearbeitung der nächsten Aussage fortfahren, um eine eindeutig falsche bzw. richtige Aussage zu suchen. Hängst Du allerdings bei einer Aufgabe fest und findest auf Teufel komm raus keinen passenden Lösungsweg, empfiehlt es sich zur nächsten Aufgabe weiterzugehen um keine weitere Zeit zu verschwenden.

3. ZU WELCHEN DIAGRAMMTYPEN WERDEN HÄUFIG FRAGEN GESTELLT?

Am häufigsten werden Fragen zu Kreisdiagrammen, Balkendiagrammen und Kurvendiagrammen formuliert. (Test Info'07, 2007, S. 38) Daneben gibt es noch eine unerschöpfliche Anzahl von Sonderformen, die hier nicht besprochen werden. Die Diagramme werden in 2D oder 3D dargestellt. Zweidimensionale Graphen, die als Fläche in nur einer Ebene dargestellt werden, sind i. d. R. einfacher abzulesen als dreidimensionale Darstellungen. Diagramme in 3D, in denen jeder Punkt im Raum durch die Angabe der x, y und z-Koordinate definiert ist, erschweren einem das Ablesen durch die zusätzliche z-Achse und führen damit häufiger zu Leichtsinnsfehlern. Falls Du regelmäßig Schwierigkeiten mit diesen dreidimensionalen Diagrammen hast, kannst Du diese markieren, überspringen und, falls am Ende des Untertests noch zeit übrig ist, zu ihnen zurückkehren.

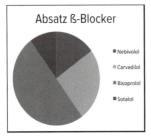

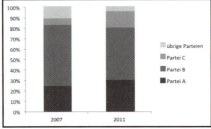

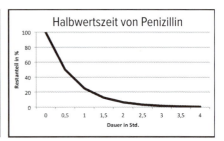

4. ABSOLUTE UND RELATIVE ANGABEN

Es ist eminent wichtig die Informationen zu der Aufgabe sorgfältig zu studieren und zu unterscheiden, ob absolute oder relative Angaben dargestellt sind. Absolute Größen sind physikalisch messbare Größen, z. B. Volumen in qm, Geschwindigkeit in m/s oder genereller gesprochen harte Fakten. Relative Größen hingegen sind nicht direkt messbare Größen. Der Bezugspunkt ist eine – nicht immer bekannte – absolute Basis. Angaben werden z. B. in Prozent, Promille usw. gemacht. Relative Größen sind Anteile (Test Info'07, 2007, S. 39).

Es ist nicht möglich, allein aus relativen Angaben auf die zugrunde liegende absolute Basis rückzuschließen. Ein Beispiel: Partei A hatte 2010 37% der Stimmen, 2011 50%. D. h. aber nicht zwangsläufig, dass Partei A 2011 von mehr Personen gewählt wurde, weil die Anzahl der Wähler nicht genannt ist. Diese falsche Schlussfolgerung ist eine häufig gestellte Falle, auf die Du achten solltest. Damit Du die Art der Angaben nicht überliest, solltest Du im Begleittext und im Graphen relative bzw. absolute Angaben mit einem Textmarker kennzeichnen.

Als Übung empfiehlt sich die Aufgabe Nr. 183 im TMS Buch I (Institut für Test- und Begabungsforschung, TMS I, 1995, Aufgabe 183).

Lösung

Als erstes empfiehlt es sich im Begleittext prozentuale Anteile sowie links und rechts des Diagramms % zu markieren. Aussage A ist falsch, da sich die Steigerung in der Aussage auf eine absolute Anzahl bezieht und nicht auf eine Steigerung des prozentualen Anteils um den Faktor 3,5. Die absolute Basis, wie viele 1–15-jährige 1957 bzw. 1997 bei Unfällen starben, ist nicht gegeben. Aussage B ist falsch, da der Anteil der Todesfälle, die auf Kreislauferkrankungen zurückzuführen sind nicht in allen Altersgruppen zu-, sondern auch teilweise abgenommen hat. Darüber hinaus kann bei einem Streifendiagramm, das nur zwei Stichproben der Jahre 1957 und 1997 darstellt, keine Aussage über einen Verlauf abgegeben werden. Aussage C ist richtig. Hier ist erstmals die Rede von prozentualen Anteilen. Aussage D ist falsch, da wie in Aussage A über die absolute Anzahl der Menschen keine Aussage getroffen werden kann. Aussage E ist falsch, da der prozentuale Anteil der Unfalltoten mit zunehmendem Lebensalter erst ansteigt und dann absinkt.

Weitere Übungsaufgaben zu diesem Thema:
* TMS II, Nr. 181. EMS TEST INFO Nr. 67

5. PROZENT UND PROZENTPUNKT

Auch wenn im TMS & EMS Vorwissen nicht vorausgesetzt wird, ist es für das Verständnis hilfreich, den Unterschied zwischen Prozent und Prozentpunkt zu kennen. Der Prozentpunkt ist ein sprachliches Hilfsmittel zur Bezeichnung des absoluten Unterschiedes zwischen zwei relativen Angaben, die in Prozent vorliegen.

Beispiel

Eine Partei erhält im ersten Wahljahr 1% der Stimmen. Im zweiten Wahljahr erhält sie 2% der Stimmen. Wäre die Aussage richtig, dass die Partei im zweiten Wahljahr ihren prozentualen Anteil an Stimmen um 1% steigern konnte?

Lösung

Die Aussage ist falsch, da eine Steigerung um 1% zu einem Ergebnis von 1,01 führen würde. Richtig wäre die Aussage, der prozentuale Anteil der Partei hat sich um 100% gesteigert oder eben um einen Prozentpunkt.

ÜBUNGSAUFGABE

Ein Pharmakonzern vertreibt vier verschiedene ß-Blocker. Dargestellt sind die prozentualen Anteile am Jahresumsatz eines jeden ß-Blockers.

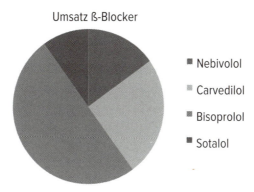

Umsatz ß-Blocker

■ Nebivolol

■ Carvedilol

■ Bisoprolol

■ Sotalol

Welche der folgenden Aussagen ist aus der Grafik ableitbar?

(A) Der prozentuale Jahresumsatz von Bisoprolol war um 25% größer als der von Carvedilol.

(B) Prozentual gesehen, war der Umsatz von Sotalol größer als der von Nebivolol.

(C) Der prozentuale Jahresumsatz von Bisoprolol war um 100% größer als der von Carvedilol.

(D) Bisoprolol wurde häufiger verkauft als Carvedilol.

Lösung

Aussage A ist falsch, da der Jahresumsatz nicht um 25%, sondern um 100% größer war. Der Rechenweg wäre folgender: Die Basis wäre hier der 25%ige Anteil von Carvedilol am Gesamtumsatz. Zusätzliche 25% zu diesen 25% wären:

1. $\frac{1}{4} * \frac{1}{4} = \frac{1}{16}$ bzw. 0,0625 bzw. 6,25%

2. 25% + 6,25% = 31,25%

Aussage B ist falsch, da der Umsatz von Sotalol kleiner war, als derjenige von Nebivolol. Aussage C ist richtig. Man kann sich die Aussage auch wie folgt vereinfachen: Eine Steigerung um 100% bedeutet eine Verdoppelung. Eine Steigerung um 200% eine Verdreifachung. Eine Steigerung um 300% eine Vervierfachung usw. Aussage D ist falsch, da nicht die Anzahl der verkauften Exemplare, sondern der Umsatz angegeben ist. Wenn der Preis von Bisoprolol teurer gewesen wäre als der von Carvedilol, hätten weniger Exemplare verkauft werden müssen.

ÜBUNGSAUFGABE

Das Risiko einer Mutter, ein Kind mit Downsyndrom zu gebären, beträgt mit 35 Jahren 0,2% und mit 45 Jahren 1%.

(A) Um das wievielfache ist das Risiko der 45-jährigen Mutter größer?
(B) Um wie viel Prozent wurde das Risiko innerhalb von 10 Jahren gesteigert?
(C) Auf wie viel Prozent des Ausgangswertes wurde das Risiko gesteigert?

Lösung

Zu Aussage A: Das Risiko ist um das 4-fache größer.

Zu Aussage B: Das Risiko wurde innerhalb von 10 Jahren um 0,8 Prozentpunkte gesteigert bzw. um 400%. Wie oben festgestellt, bedeutet eine Steigerung um 100% eine Multiplikation mit 2, um 200% mit 3, um 300% mit 4 und um 400% mit 5.

Zu Aussage C: Wichtig ist die Unterscheidung zwischen den Wörtern um und auf. Eine Steigerung um 100% bedeutet, dass man 100% zum Ausgangswert addiert. Da der Ausgangswert 100% entspricht und nun um 100% gesteigert wurde, ist der neue Wert auf 200% gesteigert worden. In dem genannten Beispiel heißt das also, dass der Ausgangswert von 0,2% um 400% gesteigert wurde und nun bei 1% liegt. Da der Ausgangswert von 0,2% den 100% entspricht, wurde der Ausgangswert auf 500% gesteigert.

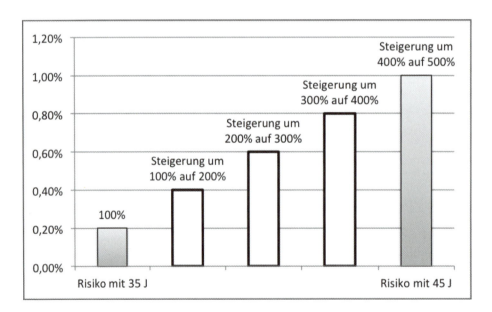

Weitere Übungsaufgaben zu diesem Thema:

* TMS I Nr. 161, Nr. 169, Nr. 174, TMS II Nr. 75

6. SÄULENDIAGRAMME

Man unterscheidet eindimensionale und zweidimensionale Diagramme. Bei eindimensionalen Säulen- und Balkendiagrammen ist nur eine Achse beschriftet. Die zweite Achse ist allein eine Aufstelllinie ohne Einteilung. Die beschriftete Achse kann sowohl Prozente als auch absolute Werte darstellen. Bei zweidimensionalen Grafiken sind sowohl die x-Achse als auch die y-Achse eingeteilt.

ÜBUNGSAUFGABE

Dargestellt sind die Wahlergebnisse der Parteien A, B, C und übriger Parteien in den Jahren 2007 und 2011. Die Angaben liegen in Prozent vor.

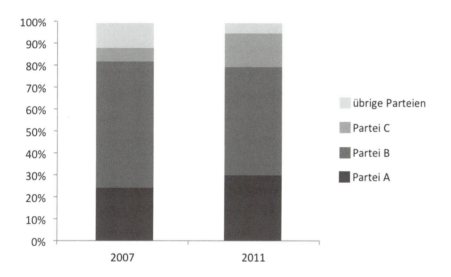

Welche der Aussagen lässt sich richtigerweise ableiten?

(A) Partei B fiel 2011 um 2 Prozentpunkte auf 80% ab.
(B) Die Anzahl der Stimmen von Partei B nahm im Vergleich zu 2007 ab.
(C) In Partei B sind nur Nazikommunisten.
(D) Partei B fiel 2011 von 57% auf 50% der Stimmen ab.

Lösung

Aussage A ist falsch, da sich in einem gestapelten Säulendiagramm die Anteile zu 100% addieren. Für die Errechnung der Anteile subtrahiert man also die Anteile voneinander. Partei B hatte somit 2007 einen Stimmanteil von 82% − 25% = 57% und 2011 einen Stimmanteil von 80% − 30% = 50%. Aussage B ist nicht ableitbar, da die Anzahl der Stimmen nicht angeben wurden. Aussage C ist natürlich totaler Unsinn. Nazikommunisten sind, wie jeder weiß, immer in der Partei A. Spaß beiseite. Diese Aussage lässt sich natürlich so nicht ableiten. Aussage D muss demnach richtig sein.

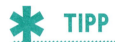 **TIPP**

///

* SAME SAME BUT DIFFERENT
Eine klassische Falle ist der Versuch, durch optisch gleich hoch wirkende
Säulen zu verwirren. Es empfiehlt sich daher mit dem Diagramm zu arbeiten
und z. B. parallele Hilfslinien zur Achse bzw. zur Grundfläche in die Diagramme einzuzeichnen, um das Ablesen zu vereinfachen. Selbst minimale Abweichungen sind wichtig!

Weitere Übungsaufgaben zu diesem Thema:
* TMS II Nr. 161, Nr. 172.

7. KURVENDIAGRAMME UND KURVENZÜGE

Dieser Typ von Diagramm hat einen erhöhten Schwierigkeitsgrad. Er beschreibt zwei Größen (x, y) die zueinander in Abhängigkeit stehen können. Oft ist die Aufgabe die Beurteilung der Maxima, Minima und der zugrundeliegenden mathematischen Gesetzmäßigkeit (Test Info'07, 2007, S. 39), die die Abhängigkeit zwischen x- und y-Werten beschreibt. Zum Beispiel ein direkt proportionaler Zusammenhang, ein exponentieller Zusammenhang etc. Im Folgenden werden daher die Graphen wiederholt, um deren mathematische Funktion im Test auf einen Blick erkennen zu können.

GRUNDBEGRIFFE

Die Achsen im kartesischen Koordinatensystem werden als x- und y-Achse bezeichnet. In einigen Aufgaben fallen jedoch stattdessen auch die Begriffe Abszisse und Ordinate. Die Abszisse ist die x-Achse und die Ordinate die y-Achse (Merkspruch: Auf der Abszisse kann man absitzen.).

Beispiel
EMS TEST INFO Nr. 66, Nr. 77, TMS I Nr. 168. Überprüfe immer die Einteilung der Achsen: Die Achsen können sowohl linear, als auch logarithmisch eingeteilt werden. Je nach Einteilung ändert sich auch das Aussehen des Graphen.

LINEARE ACHSENEINTEILUNG
Der gleiche Abstand auf der x- und y-Achse bedeutet die gleiche zahlenmäßige Differenz. $P(1|2)$ ist zweimal so hoch auf der y-Achse wie der Punkt $P(1|1)$ usw.

LOGARITHMISCHE ACHSENEINTEILUNG
Gleicher Abstand auf der x- und y-Achse bedeuten nicht den gleichen zahlenmäßigen Unterschied. $P(1|3)$ ist zehnmal höher auf der y-Achse als $P(1|2)$, $P(1|3)$ ist 100 mal höher auf der y-Achse als $P(1|1)$. Eine einfach logarithmische Achseneinteilung eignet sich daher für die Darstellung von großen Wertebereichen. Bakterien-Wachstum ist ein klassisches Beispiel: während sich die Bakterienanzahl rasant vergrößert, schreitet die Zeit fort.

EXPONENTIALFUNKTION

In der Mathematik bezeichnet man als Exponentialfunktion eine Funktion der Form $y = a^x$ mit der reellen Basis (oder auch Grundzahl) a ($a > 0$ und $a \neq 1$) und dem Exponenten x (reelle Zahl), der die Funktionsvariable der Exponentialfunktion darstellt. Im Gegensatz hierzu stellt bei der Potenzfunktion ($y = x^a$) die Basis die Funktionsvariable dar. Exponentialfunktionen haben in den Naturwissenschaften, z. B. bei der mathematischen Beschreibung von Wachstumsvorgängen von Bakterien oder dem radioaktiven Zerfall von Elementen eine herausragende Bedeutung (vgl. Wikipedia, 2012).

Die Achsen können linear oder logarithmisch dargestellt werden. Zu beachten ist dabei, dass sich bei einer linearen Achseneinteilung eine Exponentialfunktion als Kurve, jedoch bei der einfach logarithmischen Achseneinteilung als Gerade darstellt. Im Gegensatz zur Kurve schneidet die Gerade die x-Achse nicht im Unendlichen.

Ein gern verwendetes Beispiel für eine fallende Exponentialfunktion ist die Halbwertszeit. Die Halbwertszeit ist die Zeitspanne, nach der eine mit der Zeit abnehmende Größe die Hälfte ihres Ausgangswertes erreicht. Bei exponentiellem Wachstum spricht man entsprechend von einer Verdoppelungszeit oder (in der Biologie) Generationszeit. Die nach einer Halbwertszeit verbliebene Menge einer Substanz halbiert sich im Lauf der nächsten Halbwertszeit erneut, d.h. es verbleibt ¼; nach 3 Halbwertszeiten folglich ⅛, dann ¹⁄₁₆, ¹⁄₃₂, ¹⁄₆₄ und so weiter (vgl. Wikipedia, 2012).

Verändert sich ein Bestand pro Zeiteinheit um einen definierten Prozentsatz (einen relativen Wert) der sich stets verändernden Basis, bezeichnet man diesen Vorgang als exponentiellen Zerfall. Gleichermaßen spricht man bei einer entsprechenden Zunahme von einem exponentiellen Wachstum. Den definierten Prozentsatz bezeichnet man hierbei als Wachstumsrate. Mathematisch wird dieser exponentielle Prozess durch eine Exponentialfunktion beschrieben. Verändert sich hingegen ein Bestand pro Zeiteinheit stets um einen gleichbleibenden Betrag (entspricht einer absoluten Zahl), bezeichnet man dies als lineares Wachstum (Wikipedia, 2012).

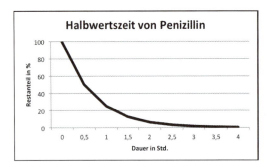

Abbildung 1 Dargestellt ist die Halbwertszeit von Penizillin t(½) = 0,5 Std.

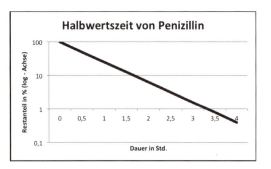

Abbildung 2 Dargestellt ist die Halbwertszeit von Penizillin. Achseneinteilung einfach logarithmisch.

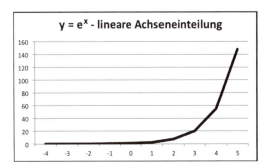

Abbildung 3 Dargestellt ist **die** Exponentialfunktion oder auch e-Funktion. Sie hat zur Basis die eulersche Zahl e = 2,718...

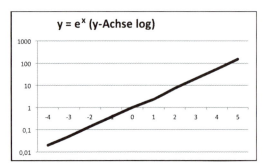

Abbildung 4 In der einfach logarithmischen Achseneinteilung stellt sich die e-Funktion als Gerade dar.

LINEARE FUNKTION

Als allgemeine lineare Funktion wird eine Abbildung der Form $y = m(x) + t$ bezeichnet, wobei m die Steigung der Funktion und t den Abstand vom 0-Punkt auf der y-Achse angibt.

Die Steigung kann folgendermaßen berechnet werden $m = \frac{(y_2 - y_1)}{(x_2 - x_1)} = \frac{Gegenkathete}{Ankathete}$.

Wenn $t = 0$ und damit die Funktion den 0-Punkt schneidet, spricht man von von einer Proportionalität, einem Sonderfall der Linearität.

Beispiel

Lena schließt einen neuen Handyvertrag ab und zahlt 9 € monatliche Grundgebühr. Sie telefoniert zu einem Minutenpreis von 0,05 €.

- (A) Wie lautet die Funktionsgleichung?
- (B) Welche Kosten entstehen monatlich, wenn Lena 60, 90, 120 min telefoniert?
- (C) Wie sieht der Graph im Koordinatensystem aus?

Lösung

(A) x ist die unabhängige Variable für die Gesprächsdauer in Minuten. $y = f(x)$ ist die abhängige Variable für die monatlichen Gesamtkosten in €. Die Einheiten min und € werden bei der Aufstellung der Gleichung weggelassen. Die Funktionsgleichung lautet $y(x) = 0,05x + 9$.

(B)

X (GESAMTDAUER DER TELEFONGESPRÄCHE IN MIN)	60	90	120
Y (GESAMTKOSTEN FÜR GRUNDGEBÜHR UND TELEFONIEKOSTEN IN €)	12	13,5	15

(C)

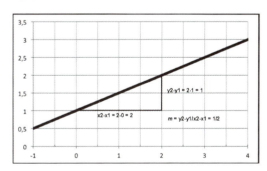
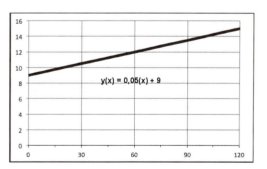

Abbildung 5 Dargestellt ist die Lineare Funktion $y = 0,5(x) + 1$. Die Steigung wird mitberechnet.

Abbildung 6 Dargestellt ist die Lineare Funktion $y = 0,05(x) + 9$.

MONOTONE BEZIEHUNGEN

Eine weitere funktionelle Beziehung zwischen Variablen kann die sog. positiv monotone bzw. negativ monotone Beziehung darstellen. Als monoton steigend bezeichnet man in der Mathematik eine Funktion oder Folge, die nur größer wird oder konstant ist. Umgekehrt bezeichnet man als monoton fallend, wenn sie nur kleiner wird oder konstant bleibt. Streng monoton steigend bzw. fallend sind Folgen oder Funktionen, die nur größer bzw. kleiner werden, aber nie konstant sind. Bsp. die Zahlenreihe 1, 3, 5, 7 ist streng monoton steigend. Die Zahlenreihe 1, 2, 2, 3, 4, 5, 5, 7 ist monoton steigend, da die Zahlen 2 und 5 zweimal vorkommen (Test Info'07, 2007, S. 39).

Beispiel
TMS I Aufgabe Nr. 174 (vgl. Institut für Test- und Begabungsforschung, TMS I, 1995, Nr. 174)

Aussage A stellt die Behauptung auf, dass es mit steigendem Lebensalter zu einer kontinuierlichen Zunahme der Unfallhäufigkeit kommt. Dies wäre eine feste Gesetzmäßigkeit und ist bei Betrachtung des Diagramms nicht ableitbar.

Beispiel
TMS I Aufgabe Nr. 176 (vgl. Institut für Test- und Begabungsforschung, TMS I, 1995, Nr. 176)

Aussage C stellt die Behauptung auf, dass die Differenz der Atemminutenvolumina, die für eine bestimmte Sauerstoffaufnahme in Meereshöhe und in 3000 m Höhe erforderlich sind, mit dem aufzunehmenden Sauerstoffvolumen zunimmt. Betrachtet man die dazugehörige Tabelle, kann man feststellen, dass dieser Zusammenhang ableitbar ist.

PROPORTIONALITÄT

Die Hersteller des TMS und EMS legen großen Wert auf das Verständnis dieses Begriffs, weswegen sich alle Jahre wieder mehrere Aufgaben zu diesem Thema finden lassen. (Test Info'07, 2007, S. 39) Proportionalität besteht zwischen zwei Größen, wenn sie immer im gleichen Verhältnis zueinander stehen. Bei einer Verdopplung, Verdreifachung, Halbierung der einen Größe, ist dies stets mit der Verdopplung, Verdreifachung, Halbierung der anderen Größe verbunden. Man unterscheidet die direkte und die indirekte (oder auch reziproke) Proportionalität voneinander (Wikipedia, 2012).

DIREKTE PROPORTIONALITÄT

Direkte Proportionalität ist gegeben, wenn zwei Größen sich immer im selben Verhältnis vergrößern bzw. verkleinern. Die eine Größe geht aus der anderen durch Multiplikation mit einem immer gleichen Faktor, genannt Proportionalitätsfaktor, hervor.

Eine proportionale Funktion ist definiert durch $y = m * x$. Der Proportionalitätsfaktor berechnet sich aus $m = \frac{y}{x}$ und ist gleichzeitig die Steigung der Funktion. Im Koordinatensystem stellt sich die Funktion als Gerade durch den Ursprung dar.

Beispiel
Volumen und Oberfläche einer Kugel, Preis pro Kilogramm und Menge von Mettwurst an der Fleischtheke

INDIREKTE PROPORTIONALITÄT

Die indirekte oder auch umgekehrte Proportionalität beschreibt den Zusammenhang, dass die eine Größe steigt, während die andere Größe im selben Verhältnis sinkt.

Wird die eine Größe verdoppelt, verdreifacht, vervierfacht, wird die andere Größe halbiert, gedrittelt, geviertelt. Der Zusammenhang wird durch folgende Funktion beschrieben $y = \frac{1}{x}$. Am einfachsten kann der Zusammenhang erkannt werden, indem man das Produkt der beiden Größen bildet. Wenn das Produkt konstant ist, ist der Zusammenhang indirekt proportional, d.h. $y * x = konstant$. Die Funktion stellt sich im Koordinatensystem als Hyperbel dar.

Beispiel

9 Handwerker verrichten eine Arbeit in 13 Stunden. Wie viel Zeit brauchen dann 7 Handwerker?

x	1	2	3	4	5	6	7	8	9
y	117	58,5	39	29,25	23,4	19,5	16,71	14,625	13

Lösung

9 Handwerker ➜ 13 h; 1 Handwerker ➜ 9 * 13 h = 117 h; 7 Handwerker ➜ $^{117}\!/_{7}$ h = 16,71 h.

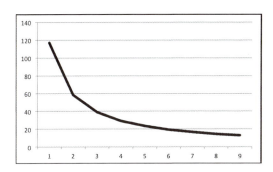

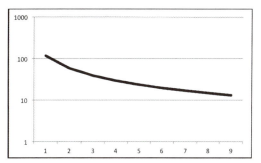

Abbildung 7 Dargestellt ist eine indirekte Proportionalität in Form einer Hyperbel. Der Proportionalitätsfaktor beträgt $y * x = 9 * 13 = 117$.

Abbildung 8 Dargestellt ist dieselbe Funktion, allerdings wurde die y-Achse logarithmiert.

Weitere Übungsaufgaben zu diesem Thema:

* Exponentialfunktion: TMS I Nr. 177
* Lineare Funktion: TMS I Nr. 166, Nr. 175
* Proportionalität: TMS I Nr. 162, Nr. 163, Nr. 171, Nr. 176, TMS II Nr. 177, Nr. 167

8. WEITERE BEARBEITUNGSTIPPS

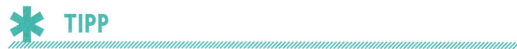

✳ TIPP

✳ STICK TO THE FACTS

Aussagen, die nicht direkt aus dem Diagramm bzw. der Tabelle **ablesbar** sind, müssen als falsch gewertet werden. Vorsicht bei zu freien Interpretationen oder verallgemeinernden Aussagen (Test Info'07, 2007, S. 39).

Beispiel

TMS I Nr. 161: „E Das Arzneimittel ist in der angewandten Dosis auch dann voll wirksam, wenn mehr als 6 Einheiten des Quecksilberpräparates verabreicht werden". (Institut für Test- und Begabungsforschung, TMS I, 1995, S. 78) Im Diagramm werden nur Werte bis maximal 6 Einheiten des Quecksilberpräparates angegeben. Daher kann die Aussage nicht abgelesen werden.

Beispiel

TMS I Nr. 178: „II. Von den Todesfällen unter den 45-Jährigen gehen etwa 20 Prozent auf die Krankheit X zurück." (Institut für Test- und Begabungsforschung, TMS I, 1995, S. 92) Liest man den Wert in der Graphik ab, sterben tatsächlich 20% der an der Krankheit X erkrankten 45-Jährigen. Allerdings ist die Aussage eine Verallgemeinerung. „Todesfälle unter den 45-Jährigen" bezieht sich somit auf alle Todesfälle unter 45-Jährigen. Also auch solche die nicht durch die Krankheit X verursacht wurden. Damit ist die Aussage falsch.

Beispiel

TMS II Nr. 184 „C Der häufigste bösartige Tumor bei 35-jährigen Frauen ist der Brustkrebs." (Institut für Test- und Begabungsforschung, TMS II, 1995, S. 105) Aus der Abbildung allein ist nur ableitbar, dass bei 35-jährigen Frauen mit 27% Wahrscheinlichkeit der Primärtumor bei Lebermetastasen ein Brustkrebs ist. Die freie Interpretation, dass Brustkrebs auch der häufigste Tumor von 35-jährigen Frauen ist, ist jedoch nicht zulässig.

✳ TIPPS

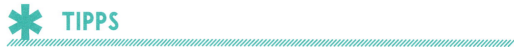

✳ WISSEN IST BESSER ALS DENKEN

Die dargestellten wissenschaftlichen Zusammenhänge beruhen auf Tatsachen. Es kommt nicht vor, dass eine Aussage als richtig gewertet werden soll, obwohl sie erwiesenermaßen falsch ist. D. h. **Logik und Vorwissen** über einen Sachverhalt sollten hier angewandt werden und können einem Zeit sparen.

✳ DIE WOBBLE-HYPOTHESE

Es ist zwar wichtig, genau zu lesen und die Genauigkeit der Angaben zu überprüfen, aber oft sind auch unzureichend genau formulierte Aussagen als richtig zu werten.

Beispiel

TMS II Nr. 173: „B Ohne Calcium-Zusatz sind alle Veränderungen durch Adrenalin deutlicher als mit Calcium-Zusatz." (Institut für Test- und Begabungsforschung, TMS II, 1995, S. 94) Das Wort alle könnte man hier auch als Hinweis auf eine Allgemeingültigkeit missverstehen. Korrekt hätte die Aussage also lauten müssen: B Ohne Calcium-Zusatz sind alle im Diagramm dargestellten Veränderungen durch Adrenalin deutlicher als mit Calcium-Zusatz. Die Aussage ist jedoch in der Aufgabe als richtig zu werten. Falls einem also eine Ungenauigkeit der Formulierung auffallen sollte, sollte das vermerkt werden. Aber es empfiehlt sich weiter nach einer Aussage zu suchen die eindeutig richtig bzw. falsch ist.

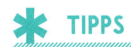

TIPPS

✳ AUF DIE EINHEIT KOMMT ES AN

Die verwendete Einheit im Diagramm bzw. im Aufgabentext kann eine andere sein, als die **Einheit** der dazugehörigen Frage. Es empfiehlt sich also die Einheiten genau anzuschauen und ggf. ineinander umzurechnen. Bsp. Zeitangabe im Diagramm in Tagen, es wird jedoch nach Stunden gefragt. (Beispiel siehe TMS II Nr. 165)

✳ BLING-BLING

Signalwörter markieren: Angaben die eine relative Größe, ein Verhältnis oder sonstige Größen beschreiben müssen markiert werden. Hier ein paar Beispiele: prozentual, relativ, Anteil, Anzahl, stets, immer, nie.

✳ MAN LERNT FÜR DAS LEBEN

Anfangs erscheint dieser Untertest etwas ungewürzt und fade. Trotzdem solltest Du versuchen, Dich für die Inhalte der Aufgaben zu interessieren. Oft werden schließlich medizinisch relevante Themen behandelt, die einem auch später im Studium wieder begegnen werden.

✳ OMMMMM

Um Deine Energiereserven nicht zu verschleudern, kann es hilfreich sein, nach jeder erledigten Aufgabe eine kurze **regenerative Pause** einzuhalten, in der Du Dich anerkennend lobst und für die nächste Aufgabe motivierst.

9. HILFE-CHAT

Du hast noch Fragen zu den Übungsaufgaben, eine Korrektur zu melden oder einen Verbesserungsvorschlag? Na dann, schieß los! Über unseren Hilfe-Chat stehen wir Dir immer zur Verfügung. Folge einfach dem nebenstehenden QR-Link und poste dort Deine Frage. Wir nehmen uns Deinem Anliegen an, und werden darauf schnell antworten.

10. NEUIGKEITEN ZUM TMS

Obwohl es beim Aufbau des TMS in den letzten Jahren keine größeren Umstrukturierungen gab, sind doch immer wieder kleine Neuerungen und Anpassungen erfolgt. Wir versuchen diese Aktualisierungen natürlich stets in unseren Büchern abzubilden, doch leider ist das aufgrund der Kurzfristigkeit der Informationen nicht immer möglich. Deswegen posten wir für Dich in unserer MedGurus Community alle Neuigkeiten zum TMS und EMS. Dadurch gibt es für Dich mit Sicherheit keine fiesen Überraschungen am Testtag. Einfach dem nebenstehenden QR-Link folgen und mal reinschnuppern.

11. UNI RANKING – DEINE STUDIENPLATZCHANCE

Leider ist es inzwischen nicht mehr ausreichend ein gutes TMS Ergebnis zu erzielen, um einen Medizinstudienplatz zu erhalten. Man muss sich auch an der richtigen Universität damit bewerben. Bei falscher Ortspräferenz ist es, selbst mit guten Voraussetzungen, möglich keinen Studienplatz zu erhalten. Eine gewissenhafte, selbstständige Berechnung der Studienplatzchancen an den Universitäten dauert allerdings tagelang, da die vielen verschiedenen Auswahlkriterien das Auswahlverfahren der Hochschulen unübersichtlich und komplex machen.

Deshalb haben wir für Dich das Uni Ranking erstellt. Es hilft Dir Dich in diesem Dschungel zurechtzufinden und erstellt Dir Deine ganz individuelle Chancenanalyse. Nach Eingabe Deiner Daten erhältst Du von uns eine detaillierte Auswertung an welchen Universitäten Du die besten Chancen auf einen Medizinstudienplatz hast. Ganz einfach, schnell und unkompliziert. Folge einfach dem nebenstehenden QR-Link und berechne jetzt Deine Chance auf einen Medizinstudienplatz in Deutschland.

ÜBUNGS AUFGABEN

ÜBUNGS AUFGABEN

1. SIMULATION 1

1. Das nachfolgende Diagramm zeigt den prozentualen Anteil der bei der Anamnese in einer Klinik festgestellten Krankheiten für Männer und Frauen. Darüber hinaus ist die Erfolgsquote (erfolgreiche Behandlung in Bezug auf alle erfolgten Behandlungen je Geschlecht) durch eine stationäre Behandlung in der Klinik abgetragen. Es wird angenommen, dass jede festgestellte Krankheit auch stationär behandelt wird.

Erfolgsquote von Behandlungen bei Männern / Frauen

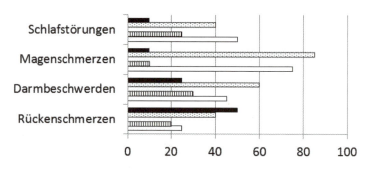

■ prozentualer Anteil Männer ▦ Erfolgsquote Männer

▥ prozentualer Anteil Frauen ☐ Erfolgsquote Frauen

Welche Aussage lässt sich aus der Grafik ableiten?

(A) Insgesamt konnten am meisten Patienten mit Magenschmerzen geheilt werden.

(B) Unabhängig vom Geschlecht werden mehr als 50% aller Darmbeschwerden geheilt.

(C) Durchschnittlich werden mindestens 45% der Darmbeschwerden geheilt.

(D) Die therapeutische Erfolgsquote bei Schlafstörungen liegt generell bei 50%.

(E) Es leiden mehr Männer unter Rückenschmerzen als Frauen.

2. Innerhalb der letzten Jahrzehnte haben veränderte Lebensbedingungen und medizinischer Fortschritt zu einer Veränderung der relativen Häufigkeiten bestimmter Todesursachen in den angegebenen Altersgruppen geführt. Die nachfolgenden Kreisdiagramme zeigen die statistischen Auswertungen der Todesfälle aus den Jahren 1960 und 2010 eines Krankenhauses, deren Ursache eindeutig auf Krebs, Herz-Kreislauf-Erkrankungen, Diabetes oder Unfälle zurückzuführen ist.

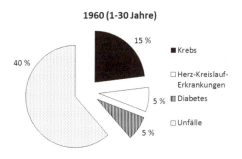

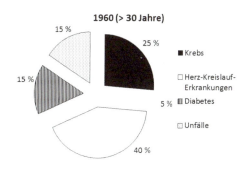

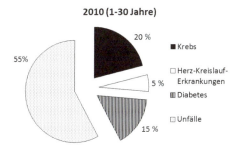

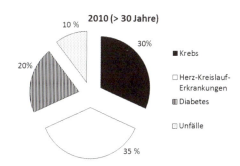

Welche Aussage lässt sich aus den Grafiken ableiten?

(A) Mehr als die Hälfte aller Todesfälle der beiden Altersgruppen sind 1960 auf Unfälle zurückzuführen.

(B) Die Zahl der Krebstoten hat zwischen 1960 und 2010 zugenommen.

(C) 2010 starben dreimal so viele 1–30-Jährige an den Folgen von Diabetes wie 1960.

(D) Der prozentuale Anstieg der Diabetes-Todesfälle ist auf geänderte Essgewohnheiten der Bevölkerung zurückzuführen.

(E) Der relative Anteil der Diabetes-Todesfälle der über 30-Jährigen ist zwischen 1960 und 2010 um ein Drittel gestiegen.

3. Die Unisportgruppe der medizinischen Fakultät (21 Studenten) möchte sich innerhalb von acht Wochen möglichst effizient auf einen Volkslauf vorbereiten. Der Lauf wird als Staffellauf mit sieben Läufern durchgeführt, bei dem jeder Sportler die gleiche Strecke zurücklegen muss. Da die angehenden Mediziner derzeit im Prüfungsstress sind, können sie ihr Leistungsniveau durch zusätzliches Training nicht steigern. Sie können ihr Leistungsniveau jedoch durch eine Änderung ihrer Essensgewohnheiten beeinflussen. Die Unisportgruppe, welche aus Sportlern unterschiedlicher Leistungsniveaus besteht, wird hierfür in sieben Gruppen mit jeweils drei Sportlern unterteilt, wobei jede Dreiergruppe je einen Sportler aus einer Ernährungsgruppe enthält. Beim Staffellauf treten die, sich gleich ernährenden, Sportlergruppen (Paleo-Diät, vegane Diät, Mischkost-Diät) zusammen an. Die nachfolgende Grafik zeigt die Änderungen der Leistungsniveaus durch die Ernährungsumstellung. Als Referenzpunkt dient hierbei das Leistungsniveau bei Ernährung mit Mischkost.

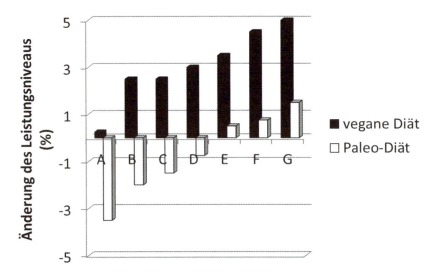

Welche Aussage lässt sich aus der Grafik nicht ableiten?

(A) Die vegane Diät ist der Paleo-Diät in Bezug auf die Leistungssteigerung vorzuziehen.

(B) Es lässt sich nicht sagen, welche Staffel zuerst ins Ziel kommen wird.

(C) Insgesamt verschlechtert sich das Leistungsniveau von ca. 19% der Sportler im Beobachtungszeitraum.

(D) Etwa 48% der Sportler profitieren von der Gruppenzuordnung.

(E) Die Veganer-Staffel wird den Volkslauf am schnellsten absolvieren.

4. In den Jahren 1968 und 1988 wurde die Zahl der Neuerkrankungen (Inzidenz) und Sterbefälle (Mortalität) verschiedener Krebsarten im Großraum einer deutschen Großstadt
ermittelt. Die Zahl der Krankheits- und Todesfälle bezieht sich dabei auf eine Million
Einwohner. Das Verhältnis von Mortalität und Inzidenz gibt ein einfaches Maß für das
Sterberisiko bei einer Krebserkrankung an.

Neuerkrankungen und Sterbefälle durch Krebs bei Männern (1968)

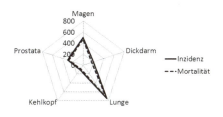

Neuerkrankungen und Sterbefälle durch Krebs bei Männern (1988)

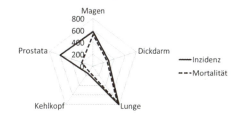

Welche Aussage lässt sich aus den Grafiken nicht ableiten?

(A) Der relative Anteil von Lungenkrebs an den Neuerkrankungen durch Krebs ist
im Vergleich zwischen 1968 und 1988 unverändert geblieben.

(B) Das Sterberisiko bei Prostatakrebs hat zwischen 1968 und 1988 abgenommen.

(C) Das Sterberisiko bei Lungen-, Dickdarm- und Magenkrebs ist zwischen 1968
und 1988 nahezu konstant geblieben.

(D) Kehlkopfkrebs tritt in beiden Erhebungen prozentual am seltensten auf.

(E) Das durchschnittliche Sterberisiko zu den dargestellten Krebserkrankungen
hat zwischen 1968 und 1988 abgenommen.

5. Bei Sportlern gibt die maximale Sauerstoffkapazität (VO$_2$max) an, wie viele Milliliter Sauerstoff der Körper bei maximaler Belastung pro Minute aufnehmen kann. Um eine Vergleichbarkeit zwischen verschiedenen Sportlern und Sportarten herzustellen, wird dieser Wert auf das jeweilige Gewicht des Sportlers bezogen (relative maximale Sauerstoffkapazität). Die relative maximale Sauerstoffkapazität berechnet sich dabei als Quotient aus VO$_2$max und Körpergewicht. Daher dient die relative maximale Sauerstoffkapazität als Kriterium für die Bewertung der Ausdauer-Leistungsfähigkeit eines Sportlers. In der nachfolgenden Tabelle sind die relativen maximalen Sauerstoffkapazitäten von Männern und Frauen in Abhängigkeit ihres Trainingszustandes und ihres Alters eingetragen.

TRAININGSZUSTAND	ALTER/ GESCHLECHT	20–29	30–39	40–49	50–59	> 60
Leistungs- sportler	MANN	> 50	> 48,5	> 47	> 45,5	> 44
	FRAU	> 45	> 42	> 39	> 36	> 36
Hobbysportler	MANN	44–50	42,5– 48,5	41–47	39,5– 45,5	38–44
	FRAU	37–45	35–42	33–39	31–36	29–36
Nicht- sportler	MANN	35–43	34–42,5	33–41	32–39,5	31–38
	FRAU	26–36	24,5–35	23–33	21,5–31	20–29

Welche Aussage lässt sich aus den oben beschriebenen Zusammenhängen nicht ableiten?

(A) Durch Sport lässt sich die maximale Sauerstoffkapazität erhöhen.

(B) Die VO$_2$max bei Leistungssportlern im Alter zwischen 20 und 29 Jahren liegt um mehr als 15% höher als bei den Nicht-Sportlern im selben Alter.

(C) Die maximale Sauerstoffkapazität nimmt bei männlichen Hobbysportlern mit zunehmendem Alter relativ gesehen stärker ab als bei den weiblichen Hobbysportlern.

(D) Durch Gewichtsreduktion lässt sich die relative maximale Sauerstoffkapazität erhöhen.

(E) Sportler mit einem höheren Leistungsniveau können durchschnittlich mehr Sauerstoff pro Minute aufnehmen.

6. Nicht in allen Fällen haben chronische Schmerzen ihre Ursache an dem Punkt, an dem der Schmerz auftritt. In der nachfolgenden Grafik sind die Fälle von Rückenbeschwerden mit ihrer Schmerzursache in Abhängigkeit des Lebensalters eingetragen, die in einer Spezialklinik lokalisiert, behandelt und letztlich geheilt werden konnten. Sofern die Schmerzursache nicht festgestellt werden konnte, konnte der Patient auch nicht geheilt werden (diese Patienten werden im Diagramm nicht erfasst).

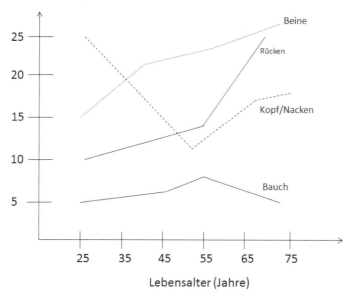

Welche Aussage lässt sich aus der Grafik ableiten?

(A) Mehr als 50 Prozent der geheilten Rückenleiden der 25-Jährigen hatten ihre Schmerzursache in einem nicht näher spezifizierten Teil des Körpers.

(B) Etwa 25 Prozent der 65-Jährigen, deren Schmerzursache in den Beinen lag, konnte erfolgreich behandelt werden.

(C) Bei den meisten Patienten, die über Rückenbeschwerden klagten, befand sich die Schmerzursache in den Beinen.

(D) Ab dem 55. Lebensjahr steigt die Zahl der Patienten mit Rückenbeschwerden und Schmerzursache in den Beinen, im Rücken oder am Kopf/Nacken an.

(E) Relativ gesehen nimmt die Wahrscheinlichkeit, dass die Ursache der Rückenbeschwerden im Rücken lokalisiert ist, mit zunehmendem Alter zu.

7. Die nachfolgende Grafik zeigt den Zusammenhang zwischen der vermuteten Anzahl der unbekannten Organismen in Abhängigkeit der Meerestiefe im ionischen Becken, im Puerto-Rico-Graben, im nordaustralischen Becken und im Marianengraben. Für das ionische Becken und das nordaustralische Becken sind lediglich die vermuteten Anzahlen der unbekannten Organismen in einer Meerestiefe von 5 000 Metern eingetragen. In Klammern sind jeweils die Breitengrade als Abstände zum Äquator eingezeichnet, wobei ein positives Vorzeichen auf einen nördlichen Breitengrad (Ort liegt nördlich des Äquators) und ein negatives Vorzeichen auf einen südlichen Breitengrad (Ort liegt südlich des Äquators) hinweist.

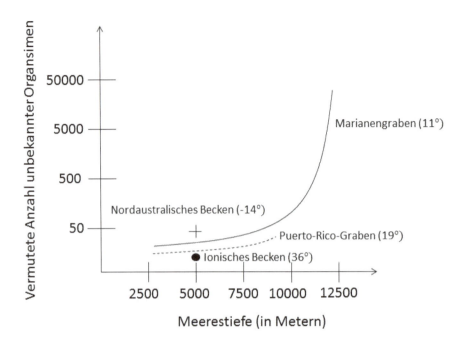

Welche Aussage lässt sich aus der Grafik nicht ableiten?

(A) Mit zunehmendem Abstand vom Äquator nimmt die Anzahl unbekannter Organismen in 5000 Metern Tiefe nicht durchgängig ab.

(B) Im nordaustralischen Becken beträgt die vermutete Anzahl unbekannter Organismen in 5000 Metern Tiefe etwas weniger als 50.

(C) Bei allen vier untersuchten Meeresgräben nimmt die Anzahl der unbekannten Organismen mit zunehmender Tiefe zu.

(D) Zwischen unbekannten Organismen und Meerestiefe liegt beim Marianengraben ein exponentieller Zusammenhang vor.

(E) Die geschätzte Anzahl unbekannter Organismen ist im Marianengraben nicht für alle Meerestiefen am höchsten.

8. In der medizinischen Diagnostik werden verschiedene Tests eingesetzt, um eine richtige Diagnose zu stellen. Da es jedoch keinen Test gibt, der ein sicheres Resultat liefert, kommt es immer wieder zu Fehldiagnosen. Besonders gravierend ist es, wenn ein falsch-negatives Testresultat vorliegt, die Krankheit also übersehen wird. Um die Fehleranfälligkeit zu minimieren, werden verschiedene Tests miteinander kombiniert und nacheinander durchgeführt. In den nachfolgenden Grafiken werden der Serum-Lipase-Test (L), der Pancreolauryltest (P) und der Serum-Pankreas-Elastase-Test (PE) miteinander kombiniert.

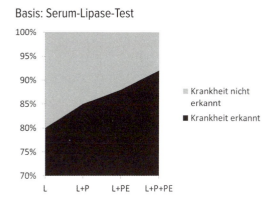

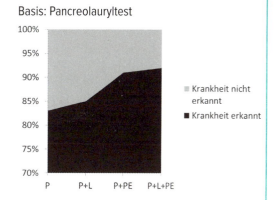

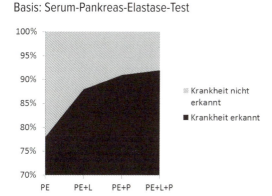

Welche Aussage lässt sich aus der Grafik nicht ableiten?

(A) Die Grafiken liefern für die gleichen Testkombinationen dieselben Ergebnisse.

(B) Der Pancreolauryltest hat als Einzeltest das beste diagnostische Resultat.

(C) Im günstigsten Fall kommt es noch zu 8 Prozent falsch-negativen Testergebnissen.

(D) In jedem Fall ist es am besten alle drei Tests durchzuführen.

(E) Serum-Lipase-Test und Serum-Pankreas-Elastase-Test liefern bei genau zwei durchgeführten Tests die zuverlässigsten Ergebnisse.

9. Sobald es zur Nahrungsaufnahme kommt, wird im Magen ein Magensekret gebildet, das die Nahrung zu zersetzen beginnt. Der Mageninhalt setzt sich während dieses Verdauungsprozesses näherungsweise aus der aufgenommenen Nahrung und dem Magensekret zusammen. In den nachfolgenden Grafiken sind die Zusammensetzungen von Magensekret und aufgenommener Nahrung im Magen innerhalb von 90 Minuten nach der Nahrungsaufnahme eingezeichnet, je nachdem ob eine fettarme oder eine fettreiche Kost zugeführt wurde und ob eine Magentablette eingenommen wurde oder nicht. Die betrachteten Personen haben alle dieselbe Nahrungsmenge aufgenommen.

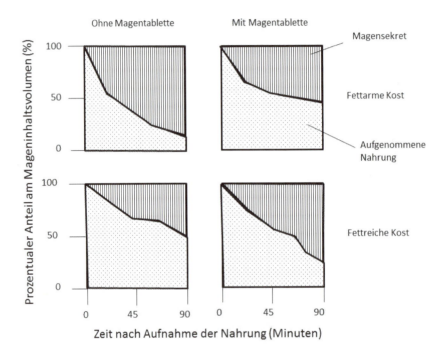

Welche Aussage lässt sich aus der Grafik nicht ableiten?

(A) Für eine möglichst schnell voranschreitende Verdauung sollte bei fettarmer Kost keine Magentablette eingenommen werden.

(B) Wird keine Magentablette eingenommen, dann nehmen die Magensekrete bei fettarmer Kost einen geringeren Rauminhalt ein als bei fettreicher Kost.

(C) Unabhängig von der Kost nimmt der Anteil des Magensekrets am Mageninhalt nach der Nahrungsaufnahme zu.

(D) Wird eine Magentablette eingenommen erfolgt die Verdauung fettreicher Kost schneller.

(E) Bei fettreicher Kost steigen bzw. sinken die prozentualen Anteile von Magensekret bzw. aufgenommener Nahrung in den ersten 30 Minuten nach der Nahrungsaufnahme betragsmäßig gleich, sofern eine Magentablette eingenommen wird.

10. Bei sportlicher Aktivität (bspw. beim Radfahren) wird Laktat im Muskel gebildet. Bei niedrigen Intensitäten, also bei einem niedrigen Fahrtempo, reicht der über die Einatmung aufgenommene Sauerstoff aus, um das im Muskel produzierte Laktat über den Blutkreislauf abzutransportieren und die Stoffwechselendprodukte vollständig abzubauen. Bei hohen Intensitäten, also bei einem schnellen Fahrtempo, reicht der aufgenommene Sauerstoff nicht aus, um das Laktat vollständig abzubauen. Als Konsequenz steigt die Laktatkonzentration im Muskel an. Als anaerobe Schwelle ist diejenige Belastungsintensität definiert, die ein Sportler unter Dauerbelastung gerade noch erbringen kann, ohne dass seine Laktatkonzentration im Muskel kontinuierlich ansteigt. Die nachfolgenden Grafiken zeigen die anaeroben Schwellen eines trainierten und eines untrainierten Sportlers. Diese wurden durch Belastungen unterschiedlicher Intensitäten (Wattzahl) auf einem Ergometer ermittelt.

Leistungssportler

Hobbysportler

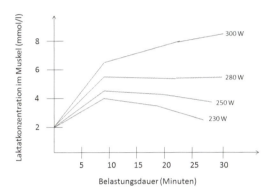

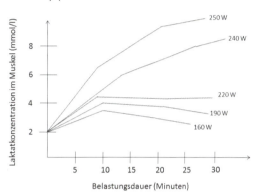

Welche Aussage lässt sich aus den Grafiken ableiten?

(A) Die Laktatkonzentration im Muskel ist an der anaeroben Schwelle beim Leistungssportler niedriger als beim Hobbysportler.

(B) Die anaerobe Schwelle beim Leistungssportler liegt bei 300 W.

(C) Bei Intensitäten unterhalb der anaeroben Schwelle nimmt die Laktatkonzentration im Muskel zu jedem Zeitpunkt ab.

(D) Ein Hobbysportler kann dauerhaft höchstens 220 W erbringen ohne dass es zu einem kontinuierlichen Anstieg der Laktatkonzentration im Muskel kommt.

(E) Unabhängig von der Belastungsintensität steigt in den ersten acht Minuten die Laktatkonzentration im Muskel und sinkt danach stetig ab.

11. Chronische Rückenleiden können medikamentös oder operativ behandelt werden. Die nachfolgende Studiengrafik zeigt den Anteil der gesundeten Patienten in Abhängigkeit der Behandlungsdauer und -methode an.

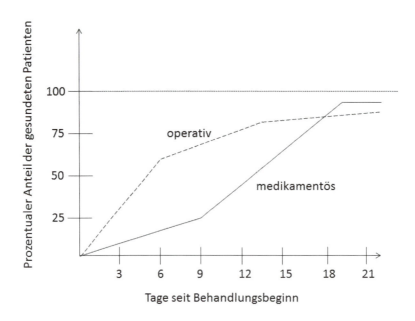

Welche Aussage lässt sich aus der Grafik nicht ableiten?

(A) Nach drei Wochen gibt es unabhängig von der Behandlungsform noch kranke Patienten.

(B) In den ersten 15 Tagen nach Studienbeginn gesundeten mehr Patienten, die operativ behandelt wurden, als Patienten die medikamentös behandelt wurden.

(C) In den ersten 6 Tagen sind die Heilungschancen bei operativer Behandlung höher.

(D) Die Heilungschancen sind in beiden Gruppen während der ersten 18 Tage gleich groß.

(E) Nach einem Behandlungszeitraum von 21 Tagen sind die Heilungschancen bei medikamentöser Behandlung höher.

12. Ein Medikamentenhersteller hat ein Produktportfolio, das die vier Medikamente A, B, C und D umfasst, die jeweils auf unterschiedlichen Märkten angeboten werden. In der nachfolgenden Vier-Felder-Matrix sind das Marktwachstum, der relative Marktanteil (Umsatz des Medikaments/Umsatz des stärksten Konkurrenzpräparats) und der Umsatz (die Größe des Kreises ist proportional zum Umsatz) für die Medikamente A, B, C und D eingezeichnet. Es soll angenommen werden, dass die Produkte der Konkurrenten den gleichen Preis haben wie die jeweiligen Produkte des Unternehmens.

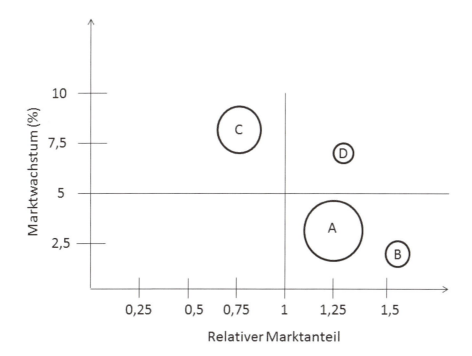

Welche Aussage lässt sich aus der Vier-Felder-Matrix nicht ableiten?

(A) Das Unternehmen erzielt mit Medikament A den meisten Umsatz.

(B) Bei Medikament C ist das Unternehmen nicht Marktführer.

(C) Der Umsatz, den das Unternehmen mit Medikament B erzielt, ist um mehr als 50% höher als der Umsatz des stärksten Konkurrenzprodukts.

(D) Der Markt, auf dem Medikament D beheimatet ist, ist am kleinsten.

(E) Das Marktwachstum von Medikament C ist am stärksten.

13. Um die Milchleistung ihrer Kühe zu erhöhen und damit auf dem hart umkämpften Milchmarkt bestehen zu können, erhöhen immer mehr Bauern den Kraftfutteranteil im herkömmlichen Futter. Die nachfolgende Grafik spiegelt den Zusammenhang zwischen Milchleistung, Kraftfutteranteil und Krankheitsanfälligkeit der Tiere wider. Die prozentuale Krankheitsanfälligkeit bezieht sich dabei auf die Krankheitsanfälligkeit bei normaler Fütterung.

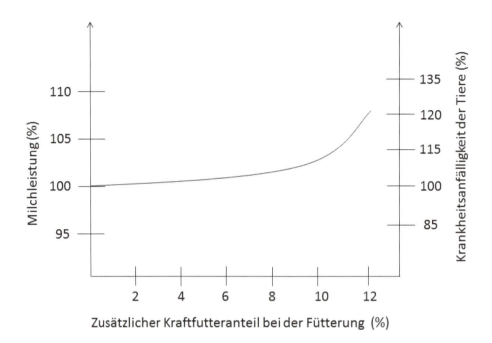

Welche Aussage lässt sich aus der Grafik nicht ableiten?

(A) Die Erhöhung der Milchleistung verhält sich proportional zur Erhöhung der Krankheitsanfälligkeit.

(B) Eine Erhöhung der Milchleistung durch Erhöhung des Kraftfutteranteils geht zulasten der Tiergesundheit.

(C) Mit steigendem Kraftfutteranteil nimmt auch die Milchleistung stetig zu.

(D) Der Quotient aus Milchleistung und Kraftfutteranteil ist nicht konstant.

(E) Eine Steigerung des Kraftfutteranteils von 10% auf 12% verspricht eine größere Steigerung der Milchleistung als eine Erhöhung des Kraftfutteranteils von 0% auf 10%.

14. Die nachfolgende Sterbetafel von 2010/2012 zeigt die Lebenserwartung von Neugeborenen, die im Zeitraum zwischen 2010 und 2012 geboren wurden. Die Zahlen in den Zeilen stehen für die Anzahl der Männer bzw. Frauen, die das jeweilige Alter mindestens erreichen. Ausgangspunkt sind dabei jeweils 250 000 neugeborene männliche und weibliche Säuglinge. Hinweis: Die unten aufgeführten Daten zeigen nur ein statistische Momentaufnahmen zu den genannten Messzeitpunkten.

VOLLENDETES LEBENSJAHR	MÄNNLICH	WEIBLICH
0	250 000	250 000
10	248 755	248 955
20	248 187	248 645
30	246 760	248 075
40	244 665	247 000
45	242 730	245 907
50	239 325	243 952
55	233 387	240 655
60	224 092	235 727
65	210 730	228 410
70	190 442	217 997
75	167 585	200 104
80	135 850	175 890

Welche Aussage lässt sich aus der Tabelle nicht ableiten?

(A) Zwischen vollendetem Lebensalter und kumulierten Sterbefällen liegt kein linearer Zusammenhang vor.

(B) Mehr als die Hälfte aller Männer wird ein Mindestalter von 80 Jahren erreichen.

(C) Es sind zu jedem Zeitpunkt mehr lebendige weibliche wie lebendige männliche Individuen vorhanden.

(D) Mehr als 80 Prozent der neugeborenen Mädchen erreichen das 75. Lebensjahr.

(E) Erreicht ein im Zeitraum 2010–2012 geborener Junge das 70. Lebensjahr, dann erreicht er mit einer Wahrscheinlichkeit von über 70% auch das 80. Lebensjahr.

15. Die nachfolgende Grafik zeigt (fett markiert) zwei mögliche Abbaupfade q(t) und q*(t) einer erschöpflichen und begrenzten natürlichen Ressource (z. B. Erdöl) in Abhängigkeit der Zeit t, des Preises p und der Abbaumenge q. Der Preis p (bzw. p*) ist durch den Markt vorgegeben und kann durch Variation der Abbaumenge nicht beeinflusst werden. In der Grafik sind zwei mögliche Marktpreise eingezeichnet, wobei p(t) > p*(t) für alle Zeitpunkte gilt. Je nach Marktpreis wird ein anderer Abbaupfad gewählt. Für jeden Zeitpunkt, beispielsweise T*, lässt sich die Abbaumenge des Zeitpunkts am jeweiligen Abbaupfad ablesen.

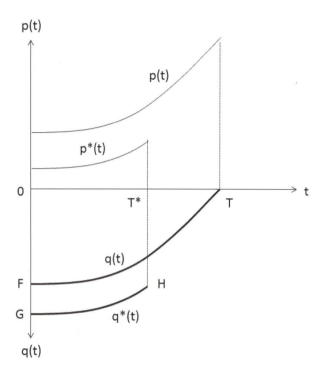

Welche Aussage lässt sich aus der Grafik nicht ableiten?

(A) Bei einem niedrigeren Preis wird eine höhere Menge der erschöpflichen Ressource pro Zeiteinheit abgebaut.

(B) Nach der Zeit T ist die erschöpfliche Ressource gerade aufgebraucht, wenn der Abbaupfad q(t) verfolgt wird.

(C) Der gesamte Ressourcenbestand der erschöpflichen Ressource entspricht dem Flächenstück, das durch die Punkte 0FT bzw. 0GHT* begrenzt wird.

(D) Mit zunehmender Knappheit der erschöpflichen Ressource steigt deren Preis.

(E) Der Ressourcenbestand wird langsamer aufgebraucht, wenn der Abbaupfad q*(t) genutzt wird.

16. Die nachfolgende Grafik zeigt den Fischbestand in einem fließenden Gewässer in Abhängigkeit des Bestandswachstums pro Fangsaison. Die ansässigen Fischer stellen hinsichtlich optimaler Fangquote, maximalem Fischbestand und langfristiger Erhaltung des Ökosystems verschiedene Überlegungen an.

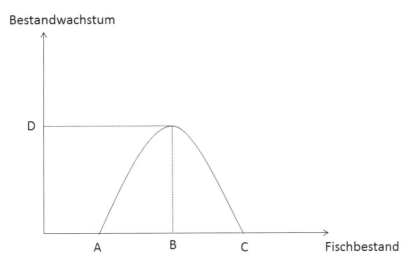

Welche Aussage lässt sich aus der Grafik nicht ableiten?

(A) Der maximale Fischbestand wird im Punkt C erreicht.

(B) Im Punkt D können die Fischer maximal den Bestand B abfischen, ohne den Fischbestand zu gefährden.

(C) Bei einem Bestand von C ist das Wachstum nicht am höchsten.

(D) Im Idealfall können die Fischer die Menge D abfischen, ohne dass der Fischbestand langfristig schrumpft.

(E) Unterhalb eines Bestandes von A erholt sich das Ökosystem nicht, da die Zahl der Fische nicht mehr steigt.

17. In der Notaufnahme einer Klinik wurden die Patientendaten von 800 Männern und 200 Frauen erfasst, die über Schmerzen am Knöchel klagten, nachdem sie umgeknickt waren. Je nach Einzelfall stellten die behandelnden Ärzte Bänderzerrungen/Bänderrisse, Kapselverletzungen, Brüche oder andere Verletzungen fest. Die Ergebnisse der Untersuchungen sind im nachfolgenden Diagramm ersichtlich.

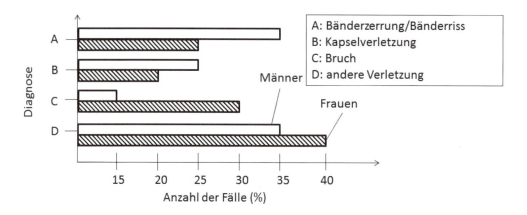

Welche Aussage kann aus dem Diagramm nicht abgeleitet werden?

(A) Es gab Frauen und Männer, die mehrere Verletzungen hatten.

(B) Doppelt so viele Männer wie Frauen hatten einen Bruch.

(C) 200 Männer hatten eine Kapselverletzung.

(D) Mehr als sechsmal so viele Männer wie Frauen hatten eine Bänderzerrung oder einen Bänderriss.

(E) Andere Verletzungen traten insgesamt am häufigsten auf.

18. In der Medikamentenforschung wird ein neu entwickelter Impfstoff zunächst an einer Gruppe von Mäusen (Gruppe 1) getestet. Dabei wird festgestellt, ob die Mäuse eine gesteigerte (+1), stark gesteigerte (+2), verminderte (-1) oder stark verminderte (-2) Aktivität zeigen. Alle Testergebnisse werden notiert. Danach wird der Test unter Gabe einer höheren Dosis des Impfstoffs mit einer zweiten, gleichgroßen Gruppe Mäuse (Gruppe 2) wiederholt (sonst gleiche Bedingungen). Die nachfolgende Grafik zeigt die dabei ermittelten Testergebnisse.

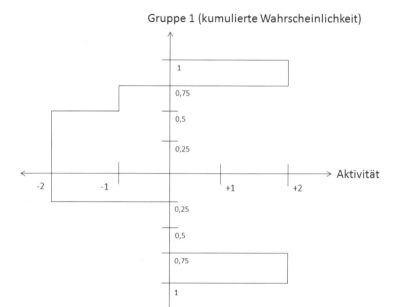

Was lässt sich aus der Grafik nicht ableiten?

(A) In beiden Tests zeigt die gleiche Anzahl an Mäusen eine stark gesteigerte Aktivität.

(B) Im ersten Test weisen drei Viertel der Mäuse eine verminderte Aktivität auf.

(C) Im zweiten Test zeigt die Hälfte der Mäuse keine Verhaltensänderung.

(D) Im ersten Test ist die Zahl der Mäuse, die eine stark gesteigerte Aktivität zeigt und die Zahl der Mäuse, die eine stark verminderte Aktivität zeigt, gleichgroß.

(E) Im ersten Test zeigt jede Maus eine Verhaltensänderung.

19. In der klassischen Mechanik gilt das Newtonsche Gesetz $F = m * a$, d.h. Masse m und Beschleunigung a sind proportional zur Kraft F. Die nachfolgende Grafik zeigt drei verschiedene Körper mit ihren zugehörigen Kombinationen von Kraft und Beschleunigung.

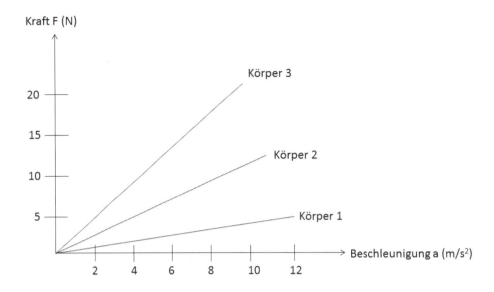

Welche Aussage ist falsch?

(A) Körper 3 ist schwerer als Körper 2.

(B) Je größer das Gewicht des Körpers, desto stärker steigt die Gerade an.

(C) Körper 2 wiegt etwa 1,25 kg.

(D) Je höher die Kraft, desto höher ist die Beschleunigung, die ein Körper erfährt.

(E) Bei gleicher Kraftanstrengung wird Körper 3 am stärksten beschleunigt.

20. Die Wirksamkeit drei verschiedener Medikamente zur Bekämpfung einer Krankheit wird an je 2000 Probanden getestet. Die nachfolgende Grafik zeigt die Zahl der gesundeten Probanden in Abhängigkeit des eingesetzten Medikaments (links: A, mittig: B, rechts: C) und der vergangenen Zeit seit Behandlungsbeginn.

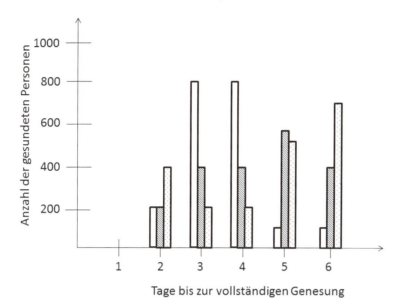

Welche Aussage lässt sich aus der Grafik nicht ableiten?

(A) Die erfolgreiche Behandlung von 50% der Patienten erfordert bei Medikament B genau ein Drittel mehr Zeit wie bei Medikament A.

(B) Nach fünf Tagen sind 80% der Patienten gesundet.

(C) Für eine schnelle Genesung ist Medikament A Medikament B vorzuziehen.

(D) Während unter Gabe von Medikament A bereits 90% der Patienten genesen sind, sind es nach der gleichen Zeitspanne bei Medikament C gerade einmal 40%.

(E) Nach 4 Tagen sind bei allen Medikamentengruppen mindestens 50% der Patienten gesundet.

21. In einem zweigeteilten, geschlossenen Gefäß befindet sich eine Mischung aus 50% destilliertem Wasser und 50% neutralem Pflanzenöl. Das Gemisch wird über einen Zeitraum von mehreren Tagen im Labor stehen gelassen und nicht angerührt. Während dieser Zeit setzt sich das Pflanzenöl zunehmend im oberen Bereich des Gefäßes ab. Dieser Vorgang verläuft mit abnehmender Geschwindigkeit, das heißt, zu Beginn setzt sich noch sehr viel Öl je Zeiteinheit im oberen Bereich des Gefäßes ab, im Zeitverlauf verläuft dieser Prozess immer langsamer. Am Ende des Beobachtungszeitraums hat sich im oberen Bereich des Gefäßes das komplette Öl abgesetzt, im unteren Bereich das komplette destillierte Wasser. Die nachfolgende Grafik stellt das Gefäß dar, dient dem erleichterten Verständnis, und ist als Legende für die Lösungsmöglichkeiten zu sehen.

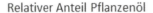

Relativer Anteil Pflanzenöl

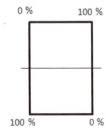

Relativer Anteil destilliertes Wasser

Welche Momentaufnahmen lassen sich zu Beginn des Zeitraums, nach genau der Hälfte der Zeit und am Ende des Zeitraums beobachten?

(A)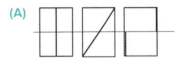

(B)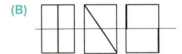

(C)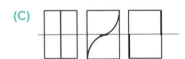

(D)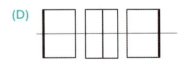

(E)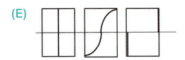

22. Insbesondere Höhenbergsteiger und Piloten sollten wissen, dass sich Höhe und Atmosphärendruck umgekehrt proportional verhalten, das heißt, mit zunehmender Höhe sinkt der atmosphärische Druck. Auf Meereshöhe herrscht ein atmosphärischer Druck von ca. 1013 hPa, auf dem Mont Blanc in 4808 Metern Höhe liegt der Druck gerade einmal noch bei 540 hPa und auf dem Mount Everest in 8848 Metern Höhe bei 324 hPa. Das nachfolgende Diagramm zeigt die Abhängigkeit der Siedetemperatur des Wassers vom Atmosphärendruck. Auf Höhe des Meeresspiegels kocht das Wasser bei 100 Grad Celsius.

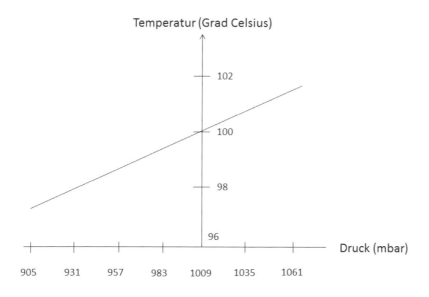

Welche Aussage ist falsch?

(A) Je höher man sich über dem Meeresspiegel befindet, desto höher muss man das Wasser zum Sieden erhitzen.

(B) Am Seeufer des Toten Meers (ca. 400 Meter unter dem Meeresspiegel) liegt die Siedetemperatur von Wasser über 100 Grad Celsius.

(C) Druck und Siedetemperatur verhalten sich nicht proportional zueinander.

(D) Auf dem Matterhorn (4674 Meter, Alpen) kocht ein Topf Wasser schneller als im Flachland.

(E) Die Maximaltemperatur flüssigen Wassers sinkt mit zunehmender Höhe.

23. Es gibt die Blutgruppen 0, A, B und AB. Darüber hinaus werden ein positiver und ein negativer Rhesusfaktor unterschieden. Der Rhesusfaktor selbst hat keinen Einfluss auf die Blutgruppe, er enthält lediglich weitere Informationen, die beispielsweise in der Vererbungslehre von Bedeutung sind. Die nachfolgenden Grafiken zeigen die Blutgruppenverteilung in Deutschland, sie beziehen sich auf die Gesamtbevölkerung im Jahre 2014 (ca. 82 Millionen Einwohner).

Häufigkeiten der Blutgruppen in Deutschland (in %) – positiver Rhesusfaktor

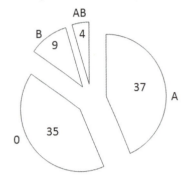

Häufigkeiten der Blutgruppen in Deutschland (in %) – negativer Rhesusfaktor

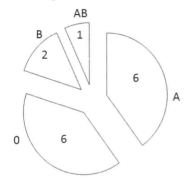

Welche Aussage ist falsch?

(A) Die Wahrscheinlichkeit, dass ein zufällig ausgewählter Deutscher einen positiven Rhesusfaktor besitzt beträgt 85 Prozent.

(B) Ein zufällig ausgewählter Deutscher hat mit 41 Prozent Wahrscheinlichkeit Blutgruppe 0.

(C) Ein Prozent der untersuchten Personen haben Blutgruppe AB und sind Rhesus-negativ.

(D) 20 Prozent der untersuchten Personen mit Blutgruppe AB sind Rhesus-negativ.

(E) Mit einer Wahrscheinlichkeit von sechs Prozent hat ein zufällig ausgewählter Deutscher mit der Blutgruppe A auch einen negativen Rhesusfaktor.

24. Ein Hobbysportler möchte sich auf einen Volkslauf über 10 Kilometer vorbereiten. Da seine Trainingspartner schneller als er sind und er sich verbessern möchte, wirft er einen Blick in die Fachliteratur und findet die beiden nachfolgenden Abbildungen. Die beiden Abbildungen geben die Entwicklung des Leistungsniveaus in Abhängigkeit der Trainingsreize und Pausendauer wider.

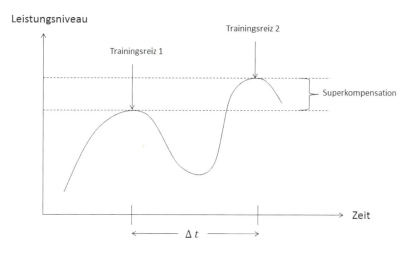

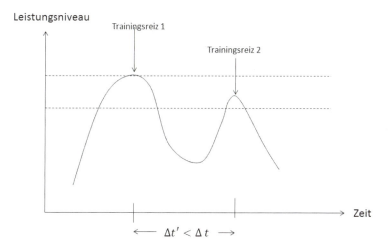

Welche Aussage lässt sich nicht aus den Schaubildern ableiten?

(A) Je intensiver der Trainingsreiz, desto größer ist die Leistungssteigerung.

(B) Zu viele Trainingsreize können zu einer suboptimalen Leistungssteigerung führen.

(C) Eine möglichst hohe Superkompensation wird erreicht, wenn das Verhältnis von Belastung und Pause richtig gewählt wird.

(D) Trotz intensivem Training kann sich das Leistungsniveau verschlechtern.

(E) Es ist auch möglich, dass sich das Leistungsniveau durch sportliche Betätigung überhaupt nicht ändert.

2. SIMULATION 2

25. Die vorliegende Grafik veranschaulicht die weltweiten Masernfälle, sowie die zugehörige Impfrate (Anzahl geimpfter Personen) in den Jahren von 1980 bis 2007. Auf der Y-Achse sind die weltweiten Masernfälle und die Anzahl der geimpften Personen angegeben.

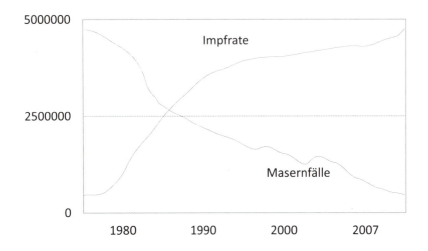

Welche der folgenden Aussagen ist falsch?

(A) Im dargestellten Zeitraum war die Anzahl geimpfter Personen nach 2007 am höchsten.

(B) Die weltweite Impfrate steigt im angegebenen Zeitraum stetig.

(C) Im dargestellten Zeitraum nimmt die Häufigkeit der weltweiten Masernfälle stetig ab.

(D) Zwischen 1980 und 1990 gab es für den dargestellten Zeitraum weltweit erstmals gleich viele Masernfälle wie gegen Masern geimpfte Personen.

(E) Im angegebenen Zeitraum stieg die Anzahl geimpfter Personen zwischen 1980 und 1990 am stärksten an.

26. Die unten stehende Grafik zeigt die relativen Häufigkeiten verschiedener Krebserkrankungen (von links nach rechts: Leukämien, Lymphome, ZNS-Tumoren, Weichteiltumoren, Nierentumoren, Tumoren des sympathischen Nervensystems, Knochentumoren, Keimzelltumoren, Sonstiges [unter Sonstiges sind verschiedene andere Krebsarten mit nicht näher erläuterter relativer Häufigkeit zusammengefasst]) bei Kindern im Zeitraum von 1993 bis 2002 auf. Auf der Y-Achse ist die relative Häufigkeit in Prozent, auf der X-Achse die Spezifikation der Krebserkrankung angegeben.

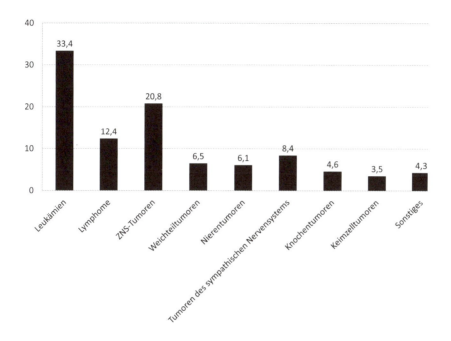

Welche der folgenden Aussagen ist korrekt?

(A) Im untersuchten Zeitraum waren Leukämien jedes Jahr die am häufigsten vorkommende Krebsart.

(B) 3,5 Prozent aller Kinder erkrankten von 1993 bis 2002 an Keimzelltumoren.

(C) Keimzelltumoren kamen im angegebenen Zeitraum am seltensten von allen Krebsarten bei Kindern vor.

(D) Von 1993 bis 2002 waren Tumoren des Zentralen Nervensystems (ZNS) unter den betrachteten Krebsarten im Durchschnitt die zweithäufigste Krebsart bei Kindern.

(E) Die meisten wegen Krebs verstorbenen Kinder hatten Leukämie.

27. Die vorliegende Grafik veranschaulicht die Schwankungsbreite der Zykluslängen (3 bis 18+ Tage [X-Achse]) bei 210 untersuchten Frauen innerhalb eines Jahres. Auf der Y-Achse sind die relativen Häufigkeiten in Prozent angegeben.

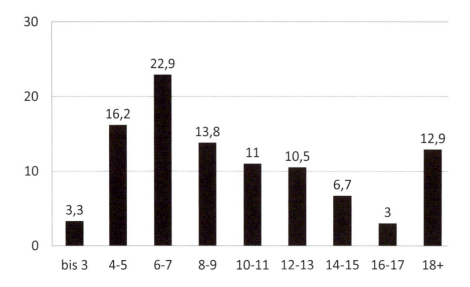

Welche der folgenden Aussagen ist korrekt?

(A) Bei 16,2% aller Frauen beträgt die Schwankungsbreite der Zykluslängen 4 bis 5 Tage.

(B) Bei der absoluten Mehrheit der untersuchten Frauen wurde eine Schwankungsbreite der Zykluslängen von 6 bis 7 Tagen festgestellt.

(C) Über die Hälfte der untersuchten Frauen haben eine Schwankungsbreite der Zykluslängen von 4 bis 9 Tagen.

(D) Die wenigsten untersuchten Frauen haben eine Schwankungsbreite der Zykluslängen von bis zu 3 Tagen.

(E) Je größer die Schwankungsbreiten der Zykluslängen sind, desto weniger Frauen sind betroffen.

28. Die folgende Grafik veranschaulicht die Kindersterblichkeit je 1000 geborenen Kindern, sowie die Anzahl der Geburten pro Frau in Bangladesch im Zeitraum von 1950 bis 2010.

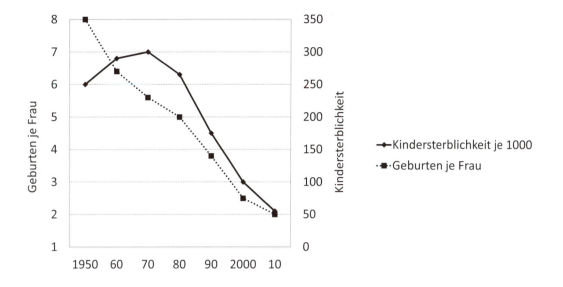

Welche der folgenden Aussagen ist/sind korrekt?

I. Zwischen 1950 und 1960 starben genauso viele Kinder wie neu geboren wurden.

II. Je weniger Kinder eine Frau in Bangladesch im Durchschnitt bekommt, desto geringer ist auch die Kindersterblichkeit.

III. Im betrachteten Zeitraum sinkt die Kindersterblichkeit in Bangladesch stetig.

(A) Alle Aussagen sind korrekt.

(B) Nur Aussage I ist korrekt.

(C) Nur Aussage II ist korrekt.

(D) Nur die Aussagen I und III sind korrekt.

(E) Keine der Aussagen ist korrekt.

29. Das untenstehende Diagramm zeigt die monatlichen Abweichungen vom mittleren Sterberisiko in Deutschland zwischen 1990 und 2010 an. Auf der Y-Achse ist die Abweichung vom mittleren Sterberisiko in Dezimalzahlen angegeben. Dabei entspricht 0,01 einem Prozent.

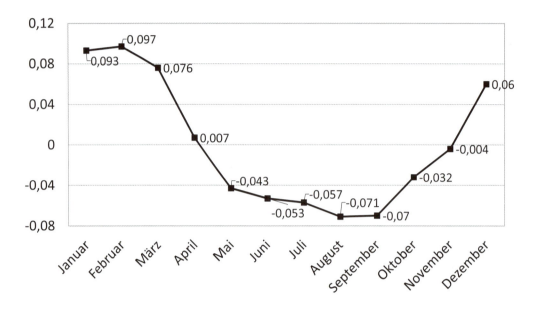

Welche der folgenden Aussagen ist ableitbar?

(A) Von Januar auf Februar steigt das Sterberisiko um 0,4% an.

(B) Zwischen März und April sinkt die Abweichung vom mittleren Sterberisiko um ca. 90%.

(C) Der starke Anstieg des Sterberisikos in den Wintermonaten ist vor allem durch die klimatischen Verhältnisse zu erklären.

(D) Zwischen Februar und März sinkt das Sterberisiko um 22 Prozentpunkte.

(E) Im Februar sterben die meisten, im August die wenigsten Menschen.

30. Das vorliegende Diagramm zeigt den relativen Anteil alkoholabstinenter Jungen und Mädchen in verschiedenen Altersgruppen in Prozent auf.

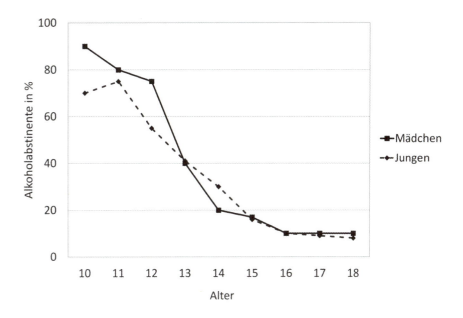

Welche der folgenden Aussagen ist korrekt?

(A) Je älter die männlichen Befragten werden, desto geringer ist der Anteil an Alkoholabstinenten unter ihnen.

(B) Ab einem Alter von 15 Jahren gibt es in etwa gleich viele alkoholabstinente Jungen wie Mädchen.

(C) Zwischen 13 und 14 gibt es mehr trinkende Mädchen als Jungen.

(D) Zwischen 11 und 13 Jahren sinkt der Anteil alkoholabstinenter Mädchen um ca. 50%.

(E) Es gibt mehr alkoholabstinente 10-jährige Mädchen als alkoholabstinente 18-jährige Jungen.

31. Das Diagramm zeigt die gemeldeten Ebola-Fälle, sowie die durch Ebola verursachten Todesfälle im Zeitraum Ende März bis Oktober auf.

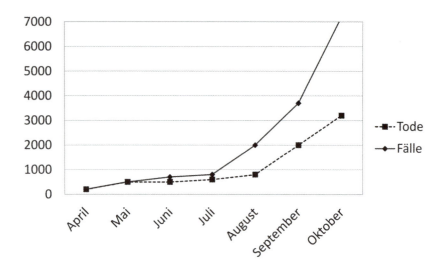

Welche der folgenden Aussagen ist bzw. sind nicht korrekt?

I. Im Oktober wurde die höchste jemals gemessene Zahl an Ebola-Fällen dokumentiert.

II. Ebola-Fälle und Todesfälle, die auf Ebola zurückzuführen sind, verhalten sich proportional zueinander.

III. Im angegebenen Zeitraum war die Zahl der bekannten Ebola-Toten im April am niedrigsten.

(A) Keine der Aussagen ist nicht korrekt.

(B) Nur Aussage III ist nicht korrekt.

(C) Die Aussagen I und II sind nicht korrekt.

(D) Die Aussagen I und III sind nicht korrekt.

(E) Alle Aussagen sind nicht korrekt.

32. Die vorliegenden Diagramme zeigen die häufigsten Todesursachen und deren prozentuale Anteile bei 37 958 Männern und 41 568 Frauen im Jahr 2013 für das Land Deutschland auf.

Männer

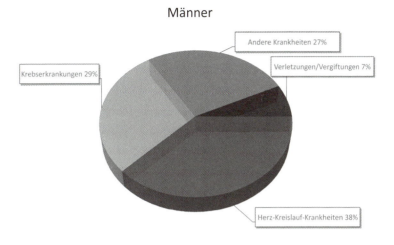

Frauen

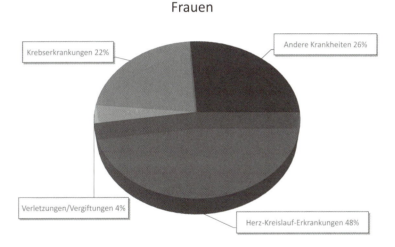

Welche der folgenden Aussagen ist korrekt?

(A) Herz-Kreislauf-Erkrankungen enden bei Frauen öfter tödlich als bei Männern.

(B) In der dargestellten Studien starben rund 1000 Frauen weniger an Verletzungen/Vergiftungen als Männer.

(C) 2013 starben in Deutschland 10 Prozent mehr Frauen an Herz-Kreislauf-Krankheiten als Männer.

(D) Etwa gleich viele Männer wie Frauen starben in Deutschland 2013 an anderen Krankheiten.

(E) Etwa doppelt so viele Männer wie Frauen starben 2013 in Deutschland an Verletzungen/Vergiftungen.

33. Die Grafik gibt die weltweite Kindersterblichkeit (in Millionen) im Zeitraum von 1990 bis 2013 an. Der jeweils untere Teil der Grafik gibt die Kindstode zwischen dem 2. Lebensmonat und dem fünften Lebensjahr an. Der jeweils obere Balken zeigt diejenigen Tode an, die sich im 1. Lebensmonat ereigneten.

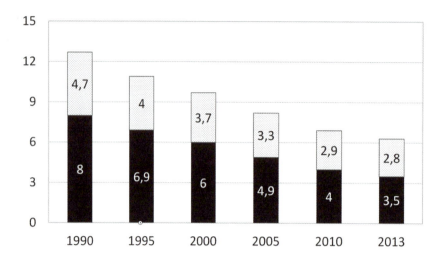

Welche der folgenden Aussagen ist aufgrund der gegebenen Informationen korrekt?

(A) Seit 1990 sinkt die Kindersterblichkeit jährlich stetig ab.

(B) Die Kindersterblichkeit nahm in beiden Kategorien gleichermaßen ab.

(C) Die Zahl der Kinder, die im ersten Lebensmonat starben, nahm im angegebenen Zeitraum um ca. 60% ab.

(D) Die Kindersterblichkeit ist in Dritte-Welt-Ländern höher als in Industrienationen.

(E) Insgesamt nahm die Kindersterblichkeit derjenigen Kinder, die bis zum 5. Lebensjahr starben, im angegebenen Zeitraum um etwa 50% ab.

34. Das folgende Diagramm zeigt schematisch den durchschnittlichen Hormonspiegel der Hormone Progesteron, Östradiol, FSH sowie LH im Laufe der Zeit bei Frauen.

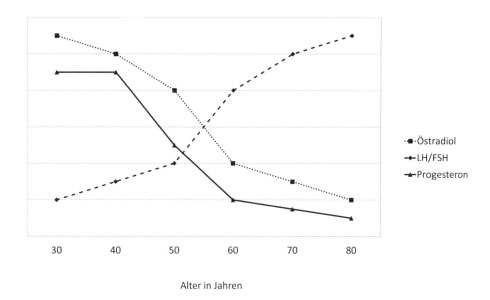

Alter in Jahren

Welche der folgenden Aussagen ist/sind korrekt?

I. Der Östradiolspiegel verhält sich in etwa umgekehrt proportional zum LH/FSH-Spiegel im angegebenen Zeitraum.

II. Der Progesteronspiegel sinkt im Leben einer Frau stetig.

III. Der Östradiolspiegel ist nach den Wechseljahren (Alter > 50 Jahre) erstmals so hoch wie der LH/FSH-Spiegel.

(A) Nur Aussage I ist korrekt.

(B) Nur die Aussagen I und II sind korrekt.

(C) Nur die Aussagen I und III sind korrekt.

(D) Nur die Aussagen II und III sind korrekt.

(E) Nur Aussage III ist korrekt.

35. Das vorliegende Diagramm vergleicht das Alter (Y-Achse; Jahre) von Jugendlichen beim Erstkonsum von Tabak, Alkohol, Cannabis und harten Drogen wie beispielsweise Heroin oder Metamphetamine in den Jahren 2002 (jeweils linker, heller Balken) und 2012 (jeweils rechter, dunkler Balken) in Deutschland.

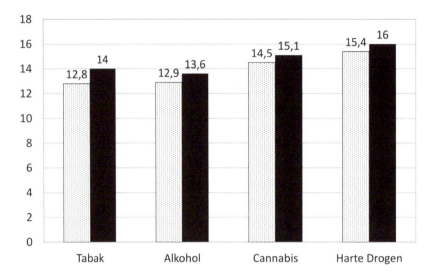

Welche der folgenden Aussagen ist korrekt?

(A) 2012 waren deutsche Jugendliche beim Erstkonsum von Tabak im Schnitt um 20 Prozent älter als noch 2002.

(B) 2002 waren deutsche Jugendliche beim Erstkonsum von harten Drogen im Schnitt um ca. 4 Prozent jünger.

(C) Im Allgemeinen werden Jugendliche beim Erstkonsum von Alkohol und Drogen immer älter.

(D) Beim Erstkonsum von Alkohol waren deutsche Jugendliche 2012 im Schnitt 7 Monate älter als 2002.

(E) 16 Prozent der Jugendlichen hatten 2012 Kontakt mit harten Drogen.

36. Das vorliegende Diagramm zeigt die Anzahl der Menschen (Y-Achse in Millionen) an, die weltweit mit HIV leben. Betrachtet wird hierbei der Zeitraum zwischen 2002 und 2012.

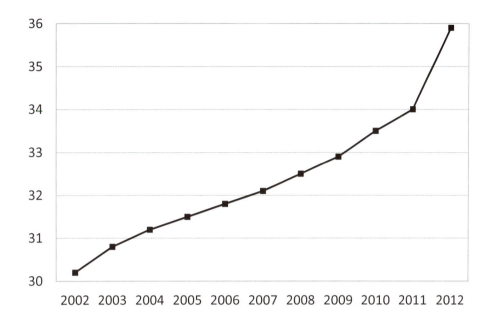

Welche der folgenden Aussagen ist korrekt?

(A) Die Zahl der Menschen, die weltweit mit HIV leben, steigt zwischen 2002 und 2012 linear an.

(B) Zwischen 2011 und 2012 steigt die Zahl der Menschen, die weltweit mit HIV leben um zwei Prozent an.

(C) Zwischen 2007 und 2012 nahm die Zahl der mit HIV lebenden Menschen weltweit um knapp 4 Millionen zu.

(D) Die Zahl der Neuinfektionen mit HIV nahm im untersuchten Zeitraum stetig zu.

(E) Der Anteil der weltweit mit HIV lebenden an der Gesamtbevölkerung nimmt im untersuchten Zeitraum zu.

37. Die folgende Tabelle veranschaulicht die durchschnittliche Gewichtszunahme von Müttern in den einzelnen Schwangerschaftswochen, sowie die durchschnittliche Gewichtszunahme der Mütter für die angegebenen Schwangerschaftszeiträume (SS-Zeiträume).

	GEWICHTSZUNAHME PRO WOCHE	GEWICHTSZUNAHME PRO SS-ZEITRAUM
1.–12. Schwangerschaftswoche	**Keine Zunahme**	
13.–15. Schwangerschaftswoche	250 g	750 g
16.–22. Schwangerschaftswoche	350 g	2450 g
23.–24. Schwangerschaftswoche	400 g	800 g
25.–26. Schwangerschaftswoche	450 g	900 g
27.–35. Schwangerschaftswoche	500 g	4500 g
36.–38. Schwangerschaftswoche	400 g	1200 g
39.–40. Schwangerschaftswoche	300 g	600 g

Welche der folgenden Aussagen ist korrekt?

(A) Zwischen der 13. und 22. Schwangerschaftswoche steigt das Gewicht der Mutter um 600 Gramm.

(B) Während der Schwangerschaft nehmen die Mütter stetig an Gewicht zu.

(C) Zwischen der 27. und 35. Schwangerschaftswoche steigt das Gewicht der Mutter am schnellsten an.

(D) Zwischen der ersten und 22. Schwangerschaftswoche steigert die Mutter ihr Gewicht konstant.

(E) In etwa zwei Drittel der Gewichtszunahme sind auf das Gewicht des Babys zurückzuführen.

38. Die gezeigte Grafik vergleicht die Veränderungen des Blutzuckerspiegels im Laufe der Zeit nach einer Mahlzeit mit hohem bzw. niedrigem glykämischem Index sowie mit dem Blutzuckerspiegel im nüchternen Zustand (80 mg/dl). Im Allgemeinen sollte darauf geachtet werden den Blutzuckerspiegel so konstant wie möglich zu halten und größere Schwankungen zu vermeiden. Auf der Y-Achse sind die Blutzuckerwerte in mg/dl aufgetragen. Auf der X-Achse ist die Zeit in Minuten aufgetragen.

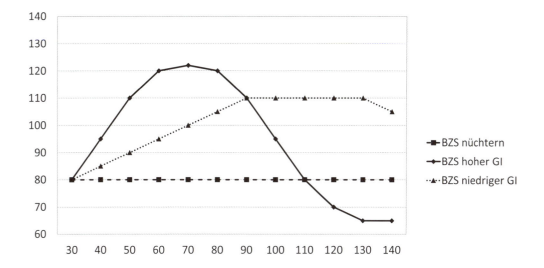

Welche der folgenden Aussagen ist ableitbar?

(A) Für den Körper ist es belanglos, wie hoch bzw. niedrig der glykämische Index einer Mahlzeit ist, da sich der Blutzuckerspiegel nach 90 Minuten auf das gleiche Niveau einpendelt.

(B) Mahlzeiten mit hohem glykämischen Index lassen den Blutzuckerspiegel des Körpers schneller und stärker steigen und sind daher besonders empfehlenswert.

(C) 70 Minuten nach einer Mahlzeit mit niedrigem glykämischen Index ist der Blutzuckerspiegel in der Regel am höchsten.

(D) Mahlzeiten mit niedrigem glykämischen Index haben einen langfristigeren Anstieg des Blutzuckerspiegels zur Folge als Mahlzeiten mit einem hohen glykämischen Index.

(E) Insgesamt steigt der Blutzuckerspiegel nach einer Mahlzeit mit niedrigem GI um lediglich 30 Prozent an.

39. Das vorliegende Diagramm veranschaulicht die gemeldeten Neuerkrankungen an Hepatitis-B in Deutschland zwischen den Jahren 2001 und 2008.

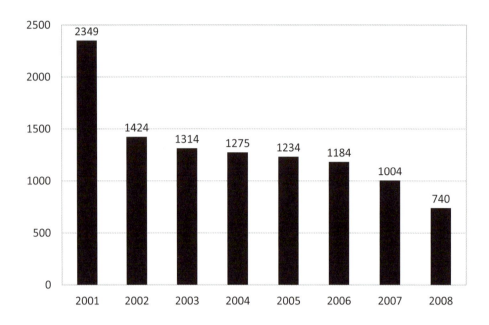

Welche der folgenden Aussagen ist korrekt?

(A) 2002 gab es in Deutschland 1424 Hepatitis-B-Erkrankte.

(B) Zwischen 2001 und 2002 sank die Zahl der gemeldeten Hepatitis-B-Neuerkrankungen in Deutschland um etwa 60 Prozent.

(C) Betrachtet man lediglich den Zeitraum zwischen 2001 und 2008, gab es statistisch betrachtet 2008 die wenigsten Hepatitis-B-Erkrankten.

(D) Zwischen 2007 und 2008 sank die Zahl der gemeldeten Hepatitis-B-Neuerkrankungen um ca. 25 Prozent.

(E) Insgesamt sank die Zahl der Hepatitis-B Erkrankten im betrachteten Zeitraum um etwa 70 Prozent.

40. Das folgende Diagramm zeigt die Risikozunahme der Gesamtsterblichkeit, kardiovaskulären und karzinombedingten Sterblichkeit mit wachsendem Taillenumfang. Auf der Y-Achse ist das relative Sterblichkeitsrisiko, auf der X-Achse ist der Taillenumfang in cm angegeben.

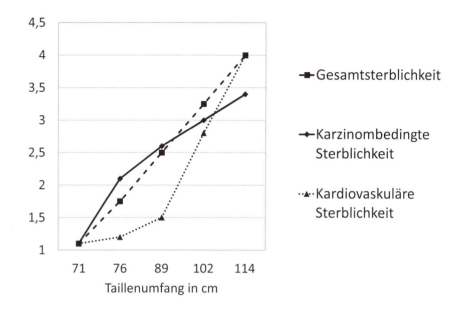

Welche der folgenden Aussagen ist bzw. sind korrekt?

I. Bis zu einem Taillenumfang von 89 cm nimmt die karzinombedingte Sterblichkeit und die Gesamtsterblichkeit gleich schnell zu.

II. Mit steigendem Taillenumfang (71 cm – 114 cm) nimmt die Gesamtsterblichkeit annähernd linear zu.

III. Bei einem Taillenumfang von 114 cm hat sich die relative kardiovaskuläre Sterblichkeit annähernd vervierfacht.

(A) Nur die Aussagen I und II sind korrekt.
(B) Nur die Aussagen II und III sind korrekt.
(C) Nur die Aussagen I und III sind korrekt.
(D) Nur die Aussage II ist korrekt.
(E) Alle Aussagen sind korrekt.

41. Das vorliegende Diagramm veranschaulicht das Durchschnittsalter (Y-Achse in Jahren) der internistisch tätigen Ärzte in Deutschland zwischen 1993 und 2013. Differenziert wird hierbei zwischen Vertragsärzten (hellgrauer Balken) und Krankenhausärzten (dunkelgrauer Balken).

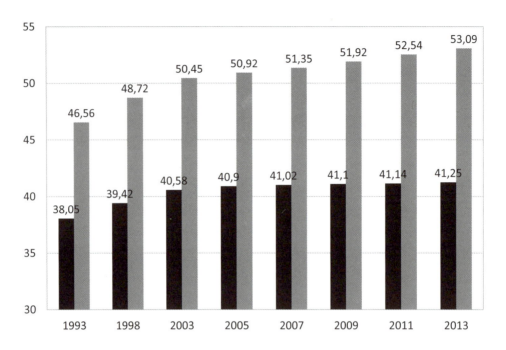

Welche der folgenden Aussagen ist ableitbar?

(A) Im Allgemeinen werden Ärzte in Deutschland im Schnitt immer älter.

(B) Das Durchschnittsalter der internistischen Vertragsärzte hat zwischen 2003 und 2013 um mehr als 5 Prozent zugenommen.

(C) Die Zahl der internistischen Vertragsärzte hat von 1993 bis 2013 kontinuierlich zugenommen.

(D) Im angegebenen Zeitraum hat die Alterspanne zwischen den beiden genannten Ärztegruppen um mehr als 4 Jahre zugenommen.

(E) 2003 waren die internistischen Vertragsärzte zum ersten Mal im Schnitt um mehr als zehn Jahre älter als die internistischen Krankenhausärzte.

42. Die untenstehende Grafik zeigt die prozentuale Entwicklung der Häufigkeit von Kaiser-schnittentbindungen, Lebendgeborenen, Säuglingssterbefällen und Schwangerschafts-abbrüchen durch medizinische Indikation sowie plötzlichen Kindstoden im Vergleich zu 1998.

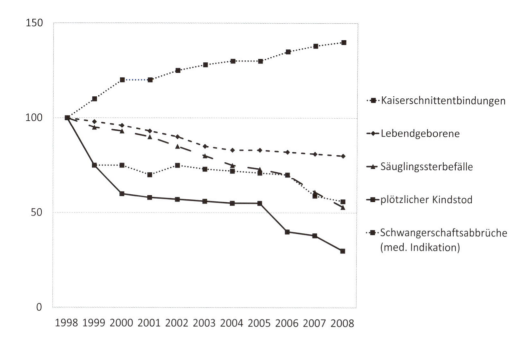

Welche der folgenden Aussagen ist korrekt?

(A) Die Häufigkeit von Säuglingssterbefälle sinkt im angegebenen Zeitraum stetig.

(B) 2007 gab es mehr Lebendgeborene als Säuglingssterbefälle.

(C) 2006 gab es gleich viele Säuglingssterbefälle wie Schwangerschaftsabbrüche.

(D) Von 2005 bis 2008 ist das Vorkommen des plötzlichen Kindstodes um ca. 15% gesunken.

(E) Von 1998 bis 2005 wurde die Häufigkeit des plötzlichen Kindstodes um mehr als 50% reduziert.

43. Die folgende Grafik veranschaulicht den durchschnittlichen Verlauf der Körpertemperatur bei einer Grippe und einer normalen Erkältung im Laufe der Zeit. Auf der Y-Achse ist die Körpertemperatur in °Celsius, auf der X-Achse die Erkrankungsdauer in Tagen aufgetragen. Hinweis: Es handelt sich bei den Daten um empirisch ermittelte Mittelwerte von insgesamt 20.000 untersuchten Patienten.

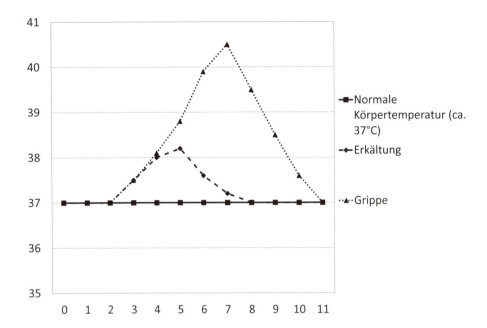

Welche der folgenden Aussagen ist bzw. sind korrekt?

I.   Bei einer Erkältung zeigen sich nur zwischen dem 2. und 8. Krankheitstag Symptome.
II. Bei einer Grippe steigt die Körpertemperatur auf maximal 40,5 Grad an.
III. Bei einer Grippe steigt die Körpertemperatur stets höher an als bei einer Erkältung.

(A) Alle Aussagen sind korrekt.
(B) Nur Aussage I ist korrekt.
(C) Nur die Aussagen I und II sind korrekt.
(D) Nur die Aussagen II und III sind korrekt.
(E) Keine der Aussagen ist korrekt.

44. Die vorliegende Grafik gibt an, wie viel Prozent der Säuglinge (Y-Achse) in Deutschland in den angegebenen Lebensmonaten (X-Achse) ausschließlich gestillt werden. Hierbei werden Daten aus dem Jahr 2005 für Bayern verglichen mit Daten der Studie für Stillen und Säuglingsernährung (SuSe) aus dem Jahre 1998.

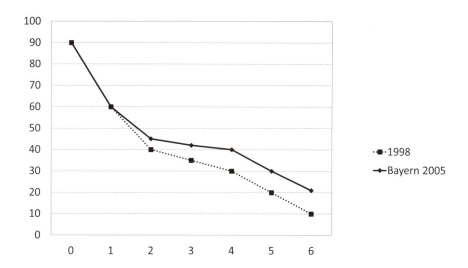

Welche der folgenden Aussagen ist korrekt?

(A) 2005 wurden in Deutschland mehr Säuglinge im 6. Lebensmonat gestillt als noch 1998.

(B) Die Anzahl der Säuglinge, die im 4. Lebensmonat gestillt werden, sank zwischen 1998 und 2005 um ca. 10 Prozent.

(C) Die Anzahl der Säuglinge, die in Deutschland bis zum 1. Lebensmonat gestillt werden, hat sich zwischen 1998 und 2005 kaum verändert.

(D) 2005 nahm die Zahl der ausschließlich gestillten Säuglinge innerhalb der ersten sechs Monate in Bayern um 70 Prozent ab.

(E) 1998 nahm die Zahl der ausschließlich gestillten Säuglinge innerhalb der ersten vier Monate um 66,7 Prozent ab.

45. Die folgende Grafik zeigt die bestätigten Neuerkrankungen (Y-Achse) an Chlamydiose für Männer/Frauen/Gesamt nach Diagnosejahr (X-Achse) an.

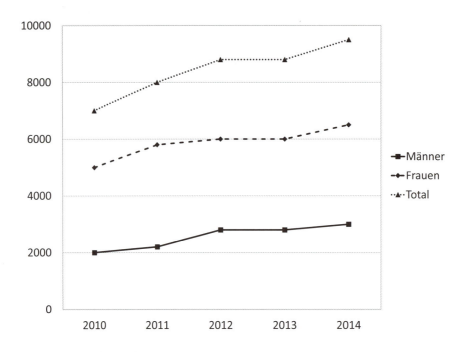

Welche der folgenden Aussagen ist korrekt?

(A) Im Zeitraum von 2010 bis 2014 gab es stets mehr an Chlamydiose erkrankte Frauen als Männer.

(B) Im angegebenen Zeitraum stieg die Anzahl der neu erkrankten Frauen linear an.

(C) Insgesamt betrachtet stieg die Anzahl der Neuerkrankungen an Chlamydiose im angegebenen Zeitraum um etwa 35% an.

(D) Männer haben ein geringeres Risiko als Frauen, an Chlamydiose zu erkranken.

(E) Prozentual gesehen stieg die Zahl der Neuerkrankungen an Chlamydiose im betrachteten Zeitraum zwischen 2010 und 2014 bei Frauen stärker an als bei Männern.

46. Die folgende Grafik zeigt das Ergebnis einer Umfrage unter 1004 Männern und Frauen, bei der es darum ging die Wahrscheinlichkeit, gefälschte Arzneimittel zu erwerben, zu evaluieren. Hierbei wurden der Einfachheit halber ausschließlich die folgenden vier verschiedenen Szenarien unterschieden (Internet, Ausland, Arzt, Apotheke). Anzumerken ist, dass Mehrfachnennungen möglich waren. Auf der Y-Achse sind die Nennungen in Prozent der Grundgesamtheit, auf der X-Achse die Antwortoptionen aufgetragen.

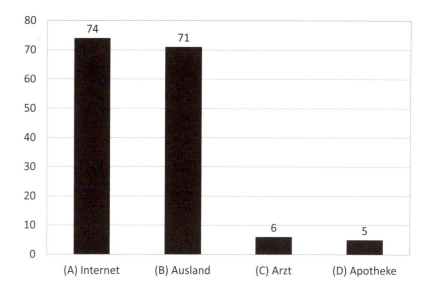

Welche der folgenden Aussagen ist aufgrund der gegebenen Informationen ableitbar?

(A) 71 Personen stimmten für Option B ab.

(B) Das Risiko, gefälschte Arzneimittel zu erwerben, ist im Internet am höchsten.

(C) Das Risiko, gefälschte Arzneimittel zu erwerben, ist in der Apotheke am niedrigsten.

(D) Für Option A stimmten rund 30 Personen mehr als für Option B.

(E) Das Risiko, gefälschte Arzneimittel zu erwerben, ist im Internet ca. 15 mal höher als in der Apotheke.

47. Beim Fußball und beim Skifahren kommen Knieverletzungen besonders häufig vor. Die nachfolgenden Diagramme zeigen mittels statistischer Werte, wie hoch das Risiko für einen Sportler ist, sich eine der im folgenden aufgeführten Verletzungen zuzuziehen, wenn er einen Sportunfall hat, bei dem das Knie verletzt wird.

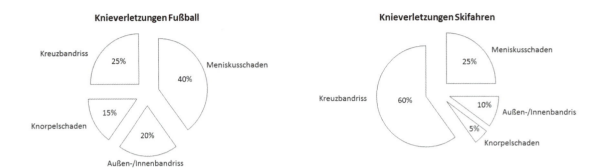

Welche Aussage kann aus den Diagrammen abgeleitet werden?

(A) Die häufigsten Verletzungen im Fußball sind Meniskusschäden.

(B) Die Wahrscheinlichkeit bei einer Knieverletzung einen Außen-/Innenbandriss zu erleiden ist beim Fußball um 100 Prozent höher als beim Skifahren.

(C) Hat ein Skifahrer einen Skiunfall, hat er mit einer Wahrscheinlichkeit von 40 Prozent keinen Kreuzbandriss.

(D) Die Wahrscheinlichkeit bei einer Knieverletzung einen Meniskusschaden zu erleiden ist im Fußball um 15 Prozent höher als beim Skifahren.

(E) Knorpelschäden sind im Fußball dreimal so häufig wie beim Skifahren.

48. Die unten stehende Grafik zeigt auf, wo Schmerzen bei einem akuten Herzinfarkt loka-lisiert werden (in Prozent). Basis für die Angaben war eine repräsentative Umfrage bei der lediglich die Schmerzsymptomatik abgefragt wurde. Andere Symptome wurden nicht berücksichtigt. Es waren Mehrfachnennungen möglich.

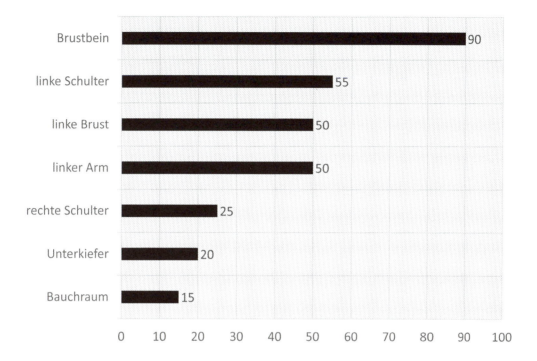

Welche der nachstehenden Aussagen ist/sind korrekt?

I. Das häufigste Symptom bei einem akuten Herzinfarkt waren Schmerzen im Brustbein.

II. Mindestens 45 Prozent der Befragten hatten Schmerzen im Brustbein und in der linken Schulter.

III. 35 Prozent der Befragten berichteten über Schmerzen im Bauchraum oder im Unterkiefer.

(A) Keine der Aussagen ist korrekt.
(B) Nur Aussage I ist korrekt.
(C) Nur Aussage II ist korrekt.
(D) Nur die Aussagen II und III sind korrekt.
(E) Nur die Aussagen I und III sind korrekt.

3. SIMULATION 3

Mit den folgenden Aufgaben wird die Fähigkeit geprüft Diagramme, Schaubilder und Tabellen korrekt zu analysieren und zu interpretieren. Zur Beantwortung der Fragen sollen dabei ausschließlich die in den Aufgaben illustrierten und beschriebenen Informationen herangezogen werden.

Zur Bearbeitung der folgenden **24 Aufgaben** stehen **60 Minuten** zur Verfügung.

49. Die mangelnde Hygiene vieler Krankenhäuser ist immer wieder Thema in den Medien. Ständiger Kostendruck, Mangel an Fachkräften und Einsparungen bei der Betreuung sind treibende Faktoren dieser beunruhigenden Entwicklung. Immer wieder tauchen multiresistente Keime auf, denen Patienten scheinbar schutzlos ausgeliefert sind. Dies veranlasste eine Klinik zusätzliche Investitionen zu tätigen, um moderneres Mobiliar anzuschaffen und das Personal besser zu schulen. Das nachfolgende Diagramm spiegelt die Zahlen für alle im Krankenhaus auftretenden multiresistente Keime vor und nach den Investitionen wider.

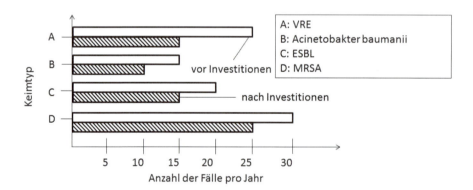

Welche Aussage lässt sich nicht aus den Grafiken ableiten?

(A) Die Durchseuchung mit multiresistenten Keimen hat sich durch die Investitionen signifikant gebessert.

(B) Nach den Investitionen gibt es noch 65 Fälle von Infektionen mit multiresistenten Keimen pro Jahr.

(C) Nach den Investitionen traten 25 Fälle von Infektionen mit multiresistenten Keimen pro Jahr weniger auf.

(D) Die Fälle von VRE assoziierten Infektionen haben relativ gesehen am meisten abgenommen.

(E) Ein Drittel der Infektionsfälle nach den Investitionen sind mit MRSA assoziiert.

50. In einem medizinischen Versuch wird eine zweigeteilte Kammer mit zwei gleichgroßen Bereichen betrachtet. In der linken Kammer befindet sich ein Gas mit der Temperatur T1, in der rechten Kammer dasselbe Gas mit der Temperatur T2. Die Kammern sind durch eine Trennwand voneinander separiert, wobei Gas aus der linken Kammer in die rechte Kammer strömen kann, jedoch nicht von der rechten in die linke. Zu Beginn des Experiments gilt T1 > T2. Der Temperaturausgleich gestaltet sich derart, dass er bei maximaler Temperaturdifferenz in beiden Kammern am schnellsten erfolgt und der Ausgleichsmechanismus mit abnehmender Temperaturdifferenz immer langsamer wird. Der Ausgleichsmechanismus startet bei t = 0 und ist bei t = t' abgeschlossen. Zum Zeitpunkt t' ist die Temperatur in beiden Kammern gleich. Die nachfolgende Grafik ist für die Analyse der Lösungsmöglichkeiten hilfreich. Zu beachten ist, dass die Ausgleichsvorgänge für beide Seiten in derselben Grafik eingezeichnet sind.

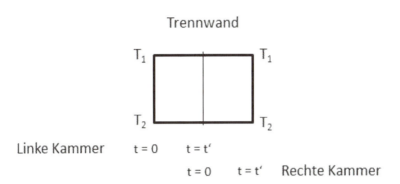

Welches Diagramm spiegelt den Ausgleichsvorgang beider Seiten wider?

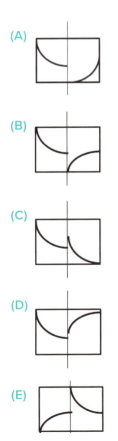

51. Eine nicht näher spezifizierte, unheilbare Krankheit verläuft in drei Stadien, wobei es jeweils Erkrankte gibt, die bereits im ersten Stadium, im zweiten Stadium oder im dritten Stadium sterben. Der Krankheitsverlauf ist bei Männern und Frauen deutlich unterschiedlich. Die nachfolgenden Diagramme zeigen die Überlebenswahrscheinlichkeiten der Erkrankten innerhalb der Stadien, die in einer behandelnden Klinik erhoben wurden. Die Erhebung der Daten wurde ausschließlich für Erkrankte durchgeführt, die sich zu Beginn der Beobachtung im ersten Stadium befanden. Diese Patientinnen und Patienten wurden bis zu ihrem Tod begleitet.

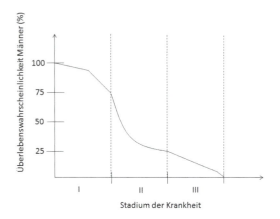 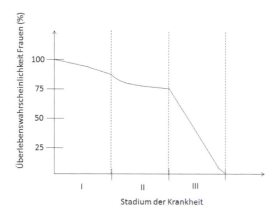

Welche Aussage lässt sich aus den Diagrammen ableiten?

(A) Insgesamt sterben genauso viele Frauen in Stadium III wie Männer in den Stadien II und III zusammen.

(B) In Stadium III sterben mehr Frauen als Männer.

(C) Die Sterbewahrscheinlichkeit ist für Frauen in Stadium I höher als für Männer.

(D) Insgesamt sterben 50% der Erkrankten in Stadium III.

(E) Hat ein Mann das erste Stadium überlebt, so stirbt er mit einer Wahrscheinlichkeit von zwei Dritteln im zweiten Stadium.

52. Eine Gruppe von Grippepatienten wird in zwei Untergruppen unterschiedlicher Größe aufgeteilt. Die eine Gruppe erhält ein Medikament, das von Ärzten in der Praxis häufig bei Grippesymptomen verschrieben wird, die andere Gruppe erhält ein Placebo, das wirkungslos ist. Nach der Behandlung müssen die Patienten in einem Fragebogen angeben, ob sie sich besser fühlen, keine Änderung spüren oder sich sogar schlechter fühlen. Unabhängig davon untersucht ein Arzt die Patienten und gibt seine persönliche Einschätzung ab. Das nachfolgende Diagramm zeigt das Ergebnis der Untersuchung.

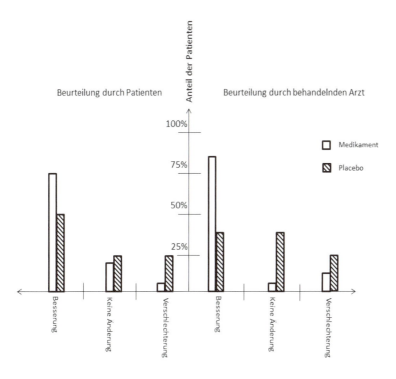

Welche Aussage lässt sich aus dem Diagramm ableiten?

(A) In weniger als 60 Prozent der Fälle stellen die Patienten bei Gabe des Placebos eine Veränderung fest.

(B) Die Anzahl der Patienten, die eine Besserung verspüren, ist in der Medikamentengruppe größer, als in der Placebogruppe.

(C) Arzt und Patienten stellen bei Gabe des Placebos gleich häufig eine Besserung oder keine Änderung fest.

(D) Jeder dritte Patient stellt bei Gabe des Placebos eine Verschlechterung fest.

(E) Die Behandlung mit dem Placebo ist der Behandlung mit dem Medikament nicht unterlegen.

53. Im medizinischen Grundstudium sind unter anderem Fächer wie Chemie, Biologie, Physiologie, Anatomie oder medizinische Psychologie Teil des Curriculums. Die nachfolgende Grafik zeigt die Durchfallquoten von männlichen (durchgezogene Linie) und weiblichen (gestrichelte Linie) Studenten für diese Fächer. Es wurden alle Studentinnen und Studenten erfasst, die an der Abschlussklausur im jeweiligen Fach teilgenommen haben. Die Anzahl der Klausurteilnehmer ist von Fach zu Fach verschieden.

Durchfallquoten in Fächern des medizinischen Grundstudiums (%)

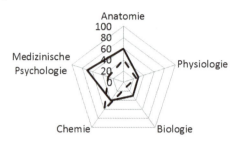

Welche Aussage lässt sich aus dem Diagramm ablesen?

(A) In Anatomie und medizinischer Psychologie fielen mehr Männer als Frauen durch.

(B) Insgesamt fallen die wenigsten Klausurteilnehmer in Biologie durch.

(C) In Physiologie fielen in etwa gleich viele Studentinnen wie Studenten durch.

(D) Insgesamt fielen am meisten Klausurteilnehmer in medizinischer Psychologie durch.

(E) In Chemie haben mehr als die Hälfte der Studentinnen die Klausur nicht bestanden.

54. Im Medizinstudium an einer Universität muss die Zwischenprüfung als erfolgreicher Abschluss des Grundstudiums abgelegt werden. Die Zwischenprüfung besteht aus einer schriftlichen Modulklausur, die vier verschiedene Module umfasst. Um die Zwischenprüfung zu bestehen, müssen die Studenten mindestens 50 Prozent der Punkte in allen Modulen erreichen. Wenn ein Student in mindestens einem Modul weniger als 50 Prozent der Punkte erreicht, gilt die Zwischenprüfung als nicht bestanden. Fällt ein Student durch, kann er die Zwischenprüfung als Ganzes einmal wiederholen. Fällt er das zweite Mal durch, erfolgt die Zwangsexmatrikulation. Alle Studenten, die die Zwischenprüfung im ersten Versuch nicht schaffen, treten zum zweiten Versuch an.

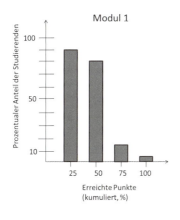

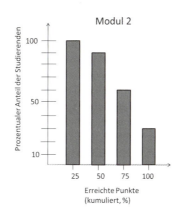

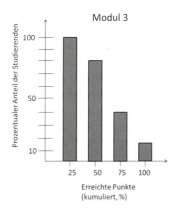

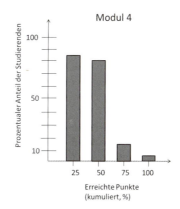

ZWEITVERSUCH	BESTANDEN	NICHT BESTANDEN
Zwischenprüfung	60%	40%

Welche Aussage lässt sich aus den Diagrammen und der Tabelle nicht ablesen?

(A) 20 Prozent der Studenten haben Modul 1 nicht bestanden.

(B) Höchstens 28 Prozent der Studenten haben die Zwischenprüfung erst im Zweitversuch bestanden.

(C) In Modul 4 haben 80 Prozent der Klausurteilnehmer die Prüfung bestanden.

(D) Höchstens 70 Prozent der Studenten haben den Erstversuch nicht bestanden.

(E) In Modul 2 war die Durchfallquote am geringsten.

55. Eine schwerwiegende Erkrankung führt je nach Fortschritt der Krankheit innerhalb gleicher Zeitintervalle zu einer unterschiedliche Zahl an Todesopfern. Für die statistische Auswertung hat eine Klinik je 5000 männliche und 5000 weibliche Patienten erfasst und die erhobenen Daten in der nachfolgenden Tabelle zusammengefasst. Bei jedem untersuchten Patienten wurde die Krankheit im Frühstadium erkannt. In der zweiten und dritten Spalte ist jeweils die Anzahl an Patienten eingetragen, die nach Ablauf des angegebenen Zeitpunkts noch am Leben waren.

VERGANGENE WOCHEN NACH DIAGNOSE	MÄNNLICH	WEIBLICH
0	5000	5000
5	4750	4836
10	4512	4672
15	4286	4508
20	4072	4344
25	3868	4180
30	3675	4016
35	3491	3852
40	3317	3688
45	3151	3524
50	2993	3360

Welche Aussage lässt sich aus der Tabelle nicht ablesen?

(A) Die Anzahl der Sterbefälle je Zeitintervall ist bei den Frauen konstant.

(B) Die Zahl der noch lebenden Frauen ist während der 50 Wochen zu jedem Zeitpunkt höher als die Zahl der noch lebenden Männer.

(C) Im ersten Zeitintervall sterben 5% der männlichen Patienten.

(D) Innerhalb der ersten 5 Wochen sterben mehr Männer als Frauen.

(E) Zwischen Krankheitsdauer und Anzahl der Todesfälle liegt bei den Frauen ein linearer Zusammenhang vor.

56. Die isotonische Kochsalzlösung ist die weltweit am häufigsten verwendete Infusions-
lösung. Sie besitzt eine Konzentration von 9 Gramm Kochsalz auf einen Liter Wasser.
Aus der isotonischen Kochsalzlösung und einer weiteren Kochsalzlösung, die eine
Konzentration von 21 Gramm Kochsalz auf einen Liter Wasser besitzt, soll eine neue
Kochsalzlösung gemischt werden, die eine abweichende Konzentration besitzt. Dazu
befindet sich die isotonische Kochsalzlösung in Gefäß 1, die andere Kochsalzlösung in
Gefäß 2. Über ein Überlaufrohr fließt pro Zeiteinheit eine konstante Menge der zweiten
Kochsalzlösung aus dem zweiten Gefäß in das erste Gefäß, in dem sich die isotonische
Kochsalzlösung befindet.

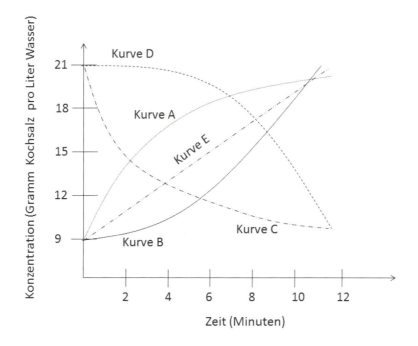

Welche Kurve gibt den Mischungsvorgang in Gefäß 1 wieder?

(A) Kurve A

(B) Kurve B

(C) Kurve C

(D) Kurve D

(E) Kurve E

57. In verschiedenen Brutkästen wird das Wachstum von Bakterienkolonien im Zeitverlauf untersucht. Hierfür kann in jedem Brutkasten die Temperatur und der Sauerstoffgehalt geändert werden. Die nachfolgenden Diagramme zeigen das Bakterienwachstum für unterschiedliche Temperaturen, unterschiedliche Sauerstoffgehalte und für beide Anpassungen kombiniert.

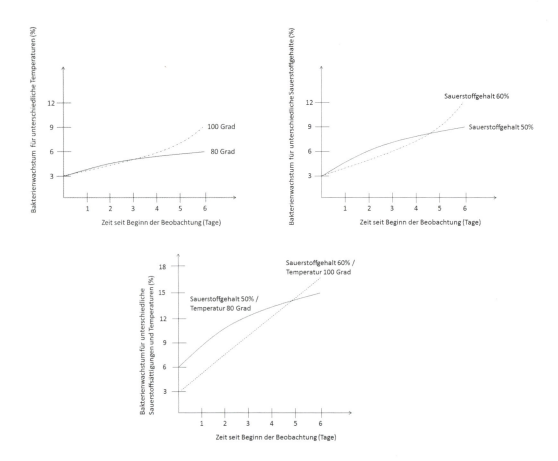

Welche Aussage lässt sich aus den Grafiken nicht ableiten?

(A) Das Populationswachstum für einen Sauerstoffgehalt von 60 Prozent und bei einer Temperatur von 100 Grad kann als lineares Wachstum beschrieben werden.

(B) Bei höheren Temperaturen liegt das Bakterienwachstum innerhalb der ersten beiden Tage stets maximal gleich hoch oder niedriger.

(C) Betrachtet man den gesamten Zeitraum, ist die Bakterienpopulation bei einem höheren Sauerstoffgehalt relativ stärker gewachsen.

(D) Um ein möglichst schnelles Wachstum (binnen der ersten drei Tage) der Bakterienkolonie zu gewährleisten sollte auf einen höheren Sauerstoffgehalt und eine höhere Temperatur geachtet werden.

(E) Das Bakterienwachstum bei einem Sauerstoffgehalt von 60 Prozent kann als exponentielles Wachstum beschrieben werden.

58. Die Natur bedient sich an vielen Stellen sogenannter biologischer Codes, die die Ausprägung eines Merkmales je nach Wahl der Einflussgrößen eindeutig festlegen. In der Tierwelt treten solche Codes beispielsweise auf, um Mutationen hervorzurufen. Es handelt sich um einen Selbstschutzmechanismus der Natur, der die Erhaltung der Artenvielfalt begünstigen soll. In diesem Beispiel sind vier verschiedene Mutationen möglich (Typ A, Typ B, Typ C, Typ D). Die Bestimmung der Mutation wird über einen vierstufigen Prozess gesteuert, der von Stufe 1 über Stufe 2 und 3 zu Stufe 4 abläuft. In Stufe 3 und 4 findet jeweils eine Binärverschlüsselung statt, die den Mutationstyp mit Abschluss von Stufe 4 eindeutig festlegt. Ein möglicher Mutationstyp wird immer durch eine Vierer-Kombination bestimmt, in der Tabelle lässt sich aus dem Code Aa0I der Mutationstyp A ablesen. Die Verschlüsselung erfolgt zufällig, die einzelnen Fälle innerhalb einer einzelnen Stufen treten also mit derselben Wahrscheinlichkeit auf.

Stufe 2

Stufe 1		a		b		c		d		Stufe 3
A		Typ A	Typ A	Typ A	Typ B	Typ B	Typ B	Typ C	Typ A	0
		Typ A	Typ A	Typ A	Typ B	Typ C	Typ C	Typ A	Typ C	1
B		Typ B	Typ B	Typ A	Typ B	Typ D	Typ C	Typ C	Typ C	0
		Typ B	Typ B	Typ D	Typ D	Typ A	Typ A	Typ A	Typ B	1
C		Typ C	Typ C	Typ A	Typ D	Typ C	Typ C	Typ A	Typ B	0
		Typ C	Typ C	Typ C	Typ A	Typ A	Typ B	Typ B	Typ B	1
D		Typ D	Typ D	Typ D	Typ A	Typ A	Typ C	Typ C	Typ A	0
		Typ D	Typ D	Typ C	Typ A	Typ C	Typ C	Typ B	Typ D	1
		I	II	I	II	I	II	I	II	

Stufe 4

Welche Aussage lässt sich aus der Tabelle nicht ableiten?

(A) Insgesamt gibt es 64 verschiedene Codes.

(B) Je nach Wahl in Stufe 2 kann bereits hier der Mutationstyp eindeutig bestimmt sein.

(C) Die Wahrscheinlichkeit, dass eine Mutation vom Typ A auftritt liegt bei über 25%.

(D) Cc1I kodiert für eine Typ A Mutation.

(E) Wurde in Stufe 2 b gewählt, ist die Wahrscheinlichkeit für Mutationstyp D für alle Wahlmöglichkeiten aus Stufe 1 höher als für Mutationstyp B.

59. Eine Arztpraxis hat monatlich fixe Kosten (Fixkosten), die für Personal, Räumlichkeiten und geleaste Geräte, und somit unabhängig von der Anzahl der behandelten Patienten anfallen, sowie variable Kosten (Behandlungskosten), die abhängig von der Anzahl der behandelten Patienten sind. Unter diese variablen Kosten fallen beispielsweise Anschaffungskosten für Spritzen, Bandagen oder Salben, die in der Arztpraxis verwendet werden. Die nachfolgende Grafik zeigt die Gesamtkosten dreier Arztpraxen in Abhängigkeit der Anzahl der behandelten Patienten.

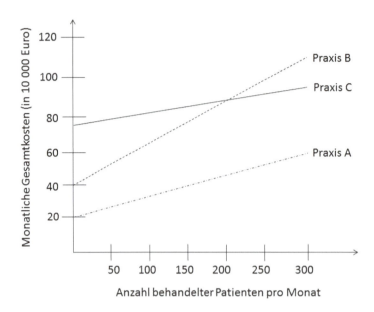

Welche Aussage lässt sich aus der Tabelle nicht ableiten?

(A) Die Fixkosten sind in Praxis C am größten.

(B) Die Durchschnittskosten (Gesamtkosten/Patientenanzahl) sind in Praxis B stets höher als in Praxis C.

(C) Die Behandlungskosten pro Patient sind in allen Arztpraxen unterschiedlich.

(D) Die Gesamtkosten sind im angegeben Patientenrahmen in Praxis A stets am niedrigsten.

(E) Die Behandlungskosten pro Patient sind in Praxis B am höchsten.

60. Gegen Erkrankungen wie Röteln, Mumps, Masern und Keuchhusten schützen Impfungen, die meist bereits im Kindesalter vorgenommen werden. Viele Ärzte empfehlen, den Impfschutz nach einigen Jahren aufzufrischen, um nach wie vor einen höchstmöglichen Schutz zu gewährleisten. Dennoch kommt es in wenigen Fällen vor, dass trotz einer vorgenommenen Impfung eine Infektion erfolgt. Das nachfolgende Diagramm zeigt das Infektionsrisiko von in einer Arztpraxis geimpften Personen, je nachdem ob eine Auffrischung des Impfschutzes erfolgt ist oder nicht.

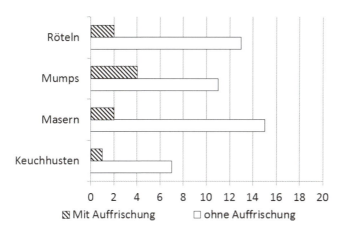

Welche Aussage lässt sich aus dem Diagramm nicht ableiten?

(A) Zur Senkung des Infektionsrisikos sollten Impfungen aufgefrischt werden.

(B) Für einen Patienten, der für genau drei der vier Krankheiten eine Auffrischung durchgeführt hat, ist das Infektionsrisiko für die vierte Krankheit immer am höchsten.

(C) Ein Patient, der für alle vier Erkrankungen eine Auffrischung benötigt und aus Zeitgründen nur eine Impfung durchführen lassen kann, sollte Masern auffrischen lassen, wenn er sein durchschnittliches Infektionsrisiko minimieren möchte.

(D) Durch eine Röteln-Auffrischung lässt sich die Röteln-Infektionswahrscheinlichkeit um knapp 85 Prozent senken.

(E) Im Durchschnitt erkranken vier Prozent der Keuchhusten-Geimpften (ohne und mit Auffrischung) an Keuchhusten.

61. In einer Gemeinschaftspraxis wurden in einem Monat 1000 Patienten behandelt, die unter Grippesymptomen litten. Dabei wurden sämtliche Symptome der Patienten protokolliert. Einige Patienten litten unter mehreren Symptomen. Die nachfolgende Tabelle zeigt die absoluten Häufigkeiten der aufgetretenen Symptome.

SYMPTOM	ABSOLUTE HÄUFIGKEIT
Kopfschmerzen	726
Übelkeit	623
Gliederschmerzen	567
Fieber	412
Durchfall	272
Halluzinationen	78

Welche Aussage lässt sich aus dem Diagramm nicht ableiten?

(A) Mehr als ein Drittel der behandelten Patienten litten unter Kopfschmerzen und Übelkeit.

(B) Einige Patienten, die über Übelkeit klagten, litten auch unter Gliederschmerzen.

(C) Höchstens 27,2 Prozent der Patienten litten unter Durchfall oder Halluzinationen.

(D) Höchstens 274 Patienten zeigen keines der Symptome Kopfschmerzen, Übelkeit oder Gliederschmerzen.

(E) Mit Sicherheit gab es Patienten mit dem Symptom Fieber, die nicht unter Durchfall litten.

62. In zwei angrenzenden afrikanischen Ländern bricht eine Epidemie aus. Die beiden Länder verfolgen verschiedene Strategien zur Bekämpfung der Epidemie und setzen unterschiedliche Medikamente ein. Aus den nachfolgenden Tabellen lassen sich die Zahl der Neuerkrankungen und die Zahl der geheilten Patienten pro Tag für beide Länder ablesen. Die Epidemie gilt in einem Land ab dem Tag als kontrolliert, an dem die Zahl der geheilten Personen die Zahl der Neuinfektionen übersteigt und diese im Anschluss nicht mehr unterschreitet. Es sei außerdem angenommen, dass während des Beobachtungszeitraumes keine der infizierten Personen stirbt.

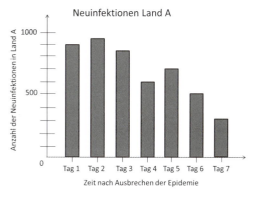

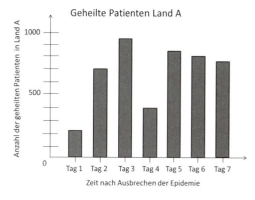

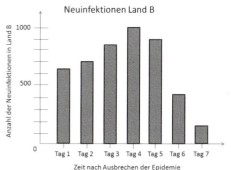

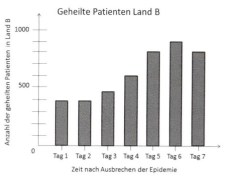

Welche Aussage lässt sich aus den Diagrammen nicht ableiten?

(A) Die Epidemie gilt in Land A ab Tag 5 und in Land B ab Tag 6 als kontrolliert.

(B) Die Zahl der infizierten Personen hat über den vollen Beobachtungszeitraum in Land B abgenommen.

(C) Über den Zeitraum der 7 Tage war die durchschnittliche Neuninfektionszahl pro Tag in Land A höher als in Land B.

(D) In Land B ist das Verhältnis aus geheilten Patienten zu Neuinfektionen an Tag 7 am größten.

(E) In Land A stieg die Zahl der Neuinfektionen im Beobachtungszeitraum nach dem fünften Tag nicht mehr an.

63. Die Wirkung von sportlicher Betätigung auf die Höhe des Ruhepulses soll in einem sechsmonatigen Test ermittelt werden. Dazu werden die Probanden anhand ihres Ruhepulses in verschiedene Trainingsgruppen (A, B, C, D, E, F, G) eingeordnet. Einem Teil der Probanden wird ein Kräftigungstraining an Geräten verordnet (jeweils rechte/ helle Säule), ein anderer Teil geht mehrmals die Woche für ein Ausdauertraining (jeweils linke/dunkle Säule) im Wald Joggen. Die Anzahl der Personen mit gleichem Ruhepuls wird je zur Hälfte auf die Kräftigungstrainingsgruppen und die Ausdauergruppen aufgeteilt. Der Einfachheit halber soll angenommen werden, dass sich die Ruhepulse innerhalb einer Trainingsgruppe über die sechs Monate völlig identisch entwickeln.

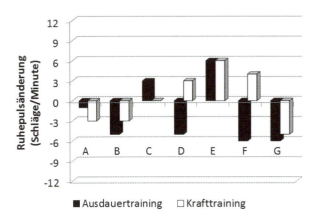

GRUPPE	RUHEPULS	ANZAHL PERSONEN
A	55	4
B	60	12
C	65	16
D	70	22
E	75	18
F	80	8
G	85	4

Welche Aussage lassen sich aus dem Diagramm und der Tabelle nicht ableiten?

(A) Am Ende des Experiments liegt der höchste Ruhepuls bei 84 Schlägen/Minute.

(B) Nach dem Experiment haben 56 Personen einen Ruhepuls zwischen 65 und 75 Schlägen pro Minute (Grenzen mit eingerechnet).

(C) Bei insgesamt 35 Testpersonen sinkt der Ruhepuls durch das Experiment.

(D) Nach dem Experiment haben 16 Testpersonen einen Ruhepuls von unter 60 Schlägen/Minute.

(E) Bei acht Personen hat das Training überhaupt keinen Effekt auf den Ruhepuls.

64. In einer Apotheke haben Kunden die Möglichkeit sich Hautlotionen zur Gesichtspflege auf Wunsch individuell aus verschiedenen Inhaltsstoffen (Essenzen), die wiederum aus mehreren Rohstoffen bestehen können, mischen zu lassen. Die nachfolgenden Baumdiagramme zeigen die Mengen der verschiedenen Inhaltsstoffe bzw. Rohstoffe, die für die Herstellung einer Einheit der Hautlotion 1 bzw. Hautlotion 2 notwendig sind. Für eine Einheit der Hautlotion 1 sind so beispielsweise 5 Einheiten des Inhaltsstoffes A notwendig, für eine Einheit dieses Inhaltsstoffs werden wiederum 75 Einheiten des Rohstoffs a und 20 Einheiten des Rohstoffs b benötigt.

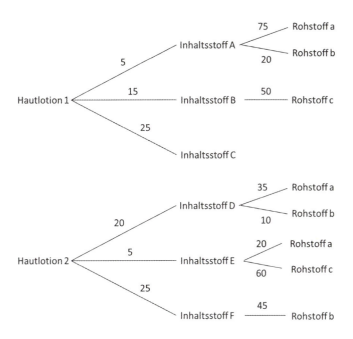

Welche Aussage lässt sich aus den Baumdiagrammen ableiten?

(A) Für die Herstellung von 5 Einheiten von Hautlotion 1 wird mehr des Rohstoffs b benötigt als für die Herstellung von zwei Einheiten der Hautlotion 2.

(B) Zur Herstellung von 4 Einheiten der Hautlotion 2 werden 3000 Einheiten des Rohstoffs a benötigt.

(C) Aus 3750 Einheiten Rohstoff a, 1000 Einheiten Rohstoff b und 5000 Einheiten Rohstoff c lassen sich 10 Einheiten der Hautlotion 1 herstellen.

(D) Um die gleiche Menge Hautlotion 1 wie Hautlotion 2 herzustellen, müssen 250 Prozent mehr des Rohstoffes c vorrätig sein.

(E) Aus 1875 Einheiten des Rohstoffs a lassen sich maximal 5 Einheiten Hautlotion (egal welcher Art) herstellen.

65. Bei Männern und Frauen treten je nach Alter verschiedene Todesursachen unterschiedlich häufig auf. Eine über mehrere Jahre erfolgte statistische Auswertung einer Klinik zeigt die relativen Häufigkeiten der in der Klinik verstorbenen Patienten in Abhängigkeit ihres Alters auf.

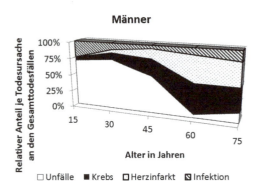

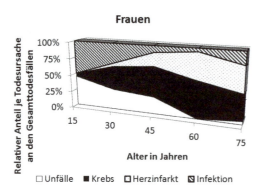

Welche Aussage lässt sich aus den Diagrammen ableiten?

(A) Es sind mehr Männer im Alter zwischen 15 und 30 Jahren an Unfällen gestorben als Frauen.

(B) Bei Männern sind die Todesfälle infolge von Infektionen im Alter von 45 Jahren am höchsten.

(C) Es gab keine Frauen im Alter von 75 Jahren, die an Unfällen verstorben sind.

(D) Bei den 75-jährigen Männern sind gleich viele an Herzinfarkten wie an Krebs verstorben.

(E) Die Todesursache Herzinfarkt spielt bei jungen Erwachsenen eine wichtige Rolle.

66. Nach dem Reaktorunglück von Tschernobyl gelangten große Mengen radioaktiver Strahlung in die Atmosphäre. Die Böden in näherer Umgebung zum Reaktor gelten noch heute als verseucht, sodass das Gebiet als Sperrgebiet deklariert ist. Die radioaktive Verseuchung hat sich unmittelbar auf die Artenvielfalt der Pflanzen- und Tierwelt in der Region ausgewirkt. Viele Organismen wurden so stark radioaktiv belastet, dass sie in der Region nicht mehr vorkommen. Die nachfolgenden Diagramme zeigen die Verstrahlung des Bodens und die Artenvielfalt im Umkreis des Reaktors in Abhängigkeit zur Entfernung des Reaktors.

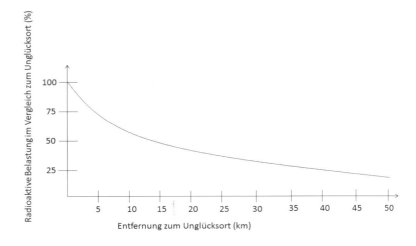

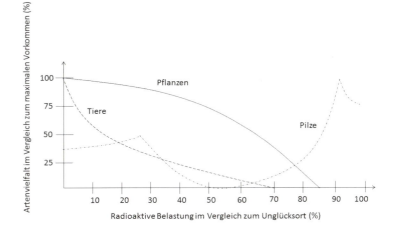

Welche Aussage lässt sich aus den Diagrammen nicht ableiten?

(A) Bei einer Strahlenbelastung zwischen 70 und 80 Prozent gibt es zwar noch Pflanzen, jedoch keine Tiere mehr.

(B) In einer Entfernung von 40 Kilometern vom Unglücksort beträgt die Verstrahlung immerhin noch ¼ der Verstrahlung am Unglücksort.

(C) In einer Entfernung von 15 Kilometer gibt es genauso viele Pilzarten wie in einer Entfernung von 3 Kilometern vom Unglücksort.

(D) Zwischen einer Entfernung von 13 und 0 Kilometern nimmt die Artenvielfalt in der Pflanzenwelt relativ stärker ab als zwischen einer Entfernung von 40 und 13 Kilometern.

(E) In einer Entfernung von ca. 13 Kilometern vom Unglücksort sind weniger als 25% der Tierarten vertreten.

67. Zwei abgeschlossene Behälter sollen durch ein Ventil mit Gas gefüllt werden. Der erste Behälter (links) wird dabei so gefüllt, dass der Druck im Innern proportional zur verstrichenen Zeit anwächst. Der zweite Behälter (rechts) wird bis zu einem Druck von p* näherungsweise auf die gleiche Art und Weise gefüllt. Danach nimmt der Druck mit voranschreitender Zeit jedoch immer weniger stark zu.

Welche Diagramme spiegeln die Füllvorgänge wider?

(A)
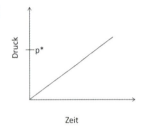 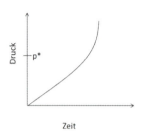

(B)
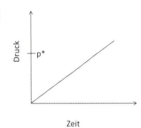 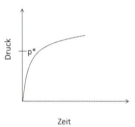

(C)
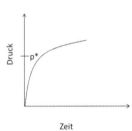 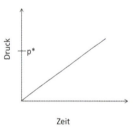

(D)
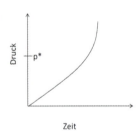 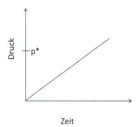

(E)
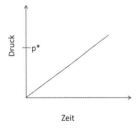 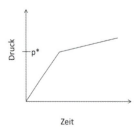

68. Die Anzahl der operativen Eingriffe an Rücken, Hüfte oder Knie teilen sich in einem Landkreis ein Kreiskrankenhaus und eine Privatklinik. Aus dem nachfolgenden Diagramm lassen sich die durchgeführten Operationen in den beiden Einrichtungen für die Jahre 2014 und 2015 ablesen.

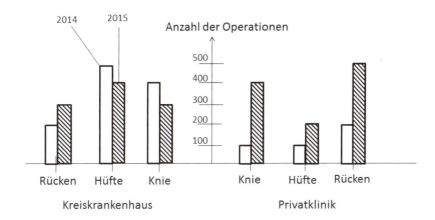

Welche Aussage kann aus dem Diagramm nicht abgeleitet werden?
Hinweis: Die Aussagen beziehen sich nur auf die beiden beschriebenen Einrichtungen.

(A) 2015 gab es in der Privatklinik mehr Operationen an Knie, Hüfte oder Rücken als im Kreiskrankenhaus.

(B) Die Anzahl der Knieoperationen in der Privatklinik ist zwischen 2014 und 2015 um 300 Prozent gestiegen.

(C) 2015 wurden mehr Operationen durchgeführt als 2014.

(D) In der Privatklinik wurden 2015 doppelt so viele Hüften operiert wie 2014.

(E) Die Anzahl der Knie-Operationen ist im Kreiskrankenhaus zwischen 2014 und 2015 um 33,3 Prozent gefallen.

69. Ein Diabeteskranker und stationär in einer Klinik behandelter Patient muss ein Präparat zur Senkung seines Insulinspiegels nehmen. Damit das Medikament wirkt, muss eine Wirkstoffkonzentration von 20–50 µg/ml Blut vorliegen. Das nachfolgende Diagramm zeigt den Abbau des Wirkstoffs im Blut, je nachdem, ob es vor oder nach einer Mahlzeit zugeführt wurde. Für den Patienten stehen zwei Dosierungen des Präparates zur Verfügung. Präparat A erhöht die Wirkstoffkonzentration im Blut sofort um 10 µg/ml, Präparat B um 20 µg/ml.

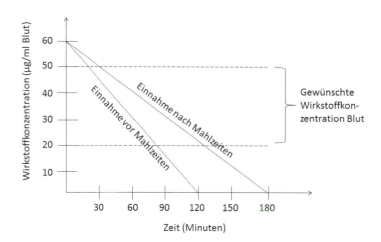

Nachdem die Wirkstoffkonzentration erstmalig den Korridor zwischen 20 und 50 µg/ml Blut erreicht hat, soll die Wirkstoffkonzentration bis zum Ende der Aufzeichnung (180 Minuten) in diesem Korridor bleiben.

Welche Aussage erfüllt diese Anforderung nicht?

(A) Wird Präparat A angewendet, muss dieses mindestens viermal eingenommen werden.

(B) Nach einer Mahlzeit darf Präparat B frühestens nach 90 Minuten eingenommen werden.

(C) Bei einer Anwendung von Präparat A sind maximal acht Einnahmen möglich.

(D) Eine Einnahme nach einer Mahlzeit ist unabhängig vom Präparat spätestens nach 120 Minuten notwendig.

(E) Bei einer Anwendung von Präparat B wird mindestens eine Einnahme fällig.

70. Auf dem Oktoberfest kommt es immer wieder zu Zwischenfällen, die einem erhöhten Alkoholpegel geschuldet sind. Die örtliche Polizei hat sich daher entschieden, die Sicherheitsvorkehrungen zu verschärfen, betrunkene Personen und ihr Verhalten in einer Statistik zu erfassen und in besonders schwerwiegenden Fällen (erhöhte Gewaltbereitschaft, Alkoholpegel > 3 Promille) Platzverweise auszusprechen. Die nachfolgenden Diagramme zeigen die Daten (absolute Werte) von 500 erfassten Männern und 200 Frauen an einem Nachmittag. Hinweis: Es können mehrere Symptome eines erhöhten Alkoholspiegels parallel vorliegen.

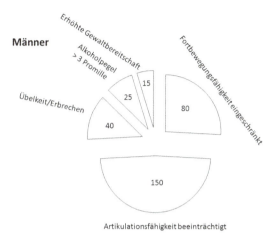

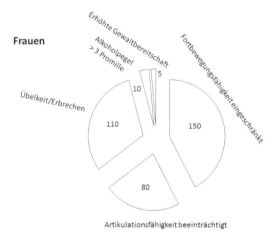

Welche Information lässt sich aus den Diagrammen nicht gewinnen?

(A) Die Polizei hat mindestens 35 Platzverweise ausgesprochen.

(B) Die Artikulationsfähigkeit von nahezu jeder dritten überprüften Person ist beeinträchtigt.

(C) Die relative Häufigkeit bei Männern mit einem Alkoholpegel von > 3 Promille ist mehr als doppelt so hoch wie bei den Frauen.

(D) Im Schnitt ist die Fortbewegungsfähigkeit bei 3 von 4 überprüften Frauen eingeschränkt.

(E) Es klagten mehr als 50 Prozent der Frauen und weniger als zehn Prozent der Männer über Übelkeit.

71. Eine von einer Brücke senkrecht nach unten fallen gelassene Messingkugel wird mit konstanter Erdbeschleunigung beschleunigt.

Wie ändert sich die Geschwindigkeit der Messingkugel während des Falls (Luftwiderstände werden vernachlässigt)?

(A)

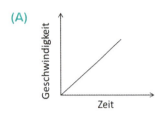

(B)

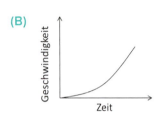

(C)

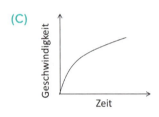

(D)

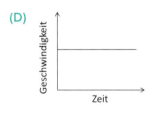

(E)

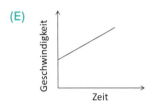

72. Bei der genetischen Vererbung von Merkmalen spielen die Genpools des Vaters, der Mutter, aber auch früherer Verwandter eine Rolle. Ob und wie es letztlich zu einer Vererbung kommt, entscheidet ein komplexer Zufallsprozess mit vielen abhängigen Variablen, der im stark vereinfachten Beispiel als biologischer Code interpretiert wird. Im betrachteten Beispiel sind vier Merkmalsausprägungen möglich (Typ A, Typ B, Typ C, Typ D), die über einen vierstufigen Verschlüsselungsprozess bestimmt werden. Die vier angegebenen Stufen werden nacheinander durchlaufen und in jeder Stufe genau ein Parameter festgelegt (die Wahrscheinlichkeit bei der Parameterfestlegung ist für alle Möglichkeiten gleich). Der Code A1aI führt demnach beispielsweise zur Merkmalsausprägung Typ A.

Stufe 2

Stufe 1	Stufe 3	1	1	2	2	3	3	4	4	
A	a	Typ A	Typ A	Typ A	Typ B	Typ B	Typ B	Typ C	Typ A	a
A	b	Typ A	Typ A	Typ A	Typ B	Typ C	Typ C	Typ A	Typ C	b
A	c	Typ A	Typ A	Typ A	Typ B	Typ C	Typ C	Typ A	Typ C	c
B	a	Typ B	Typ B	Typ A	Typ B	Typ D	Typ C	Typ C	Typ C	a
B	b	Typ B	Typ B	Typ D	Typ D	Typ A	Typ A	Typ A	Typ B	b
B	c	Typ B	Typ B	Typ D	Typ D	Typ A	Typ A	Typ A	Typ B	c
C	a	Typ C	Typ C	Typ A	Typ D	Typ C	Typ C	Typ A	Typ B	a
C	b	Typ C	Typ C	Typ C	Typ A	Typ A	Typ B	Typ B	Typ B	b
C	c	Typ C	Typ C	Typ C	Typ D	Typ A	Typ C	Typ B	Typ C	c
		I	II	I	II	I	II	I	II	

Stufe 1 (links), Stufe 3 (rechts)

Stufe 4

Welche Aussage lässt sich aus der Tabelle nicht ableiten?

(A) Insgesamt gibt es 72 verschiedene Codes.

(B) Bereits in Stufe 2 kann die Merkmalsausprägung eindeutig bestimmt sein.

(C) Die Wahrscheinlichkeit, dass eine Mutation vom Typ A auftritt liegt bei über 30%.

(D) Merkmalsausprägung A tritt mit doppelt so hoher Wahrscheinlichkeit auf wie Merkmalsausprägung C.

(E) Wird in Stufe 1 A oder B gewählt, hat die Tatsache ob in Stufe 3 b oder c gewählt wird, keine Auswirkung auf das Ergebnis.

4. SIMULATION 4

Mit den folgenden Aufgaben wird die Fähigkeit geprüft Diagramme, Schaubilder und Tabellen korrekt zu analysieren und zu interpretieren. Zur Beantwortung der Fragen sollen dabei ausschließlich die in den Aufgaben illustrierten und beschriebenen Informationen herangezogen werden.

Zur Bearbeitung der folgenden **24 Aufgaben** stehen **60 Minuten** zur Verfügung.

73. Die untenstehende Grafik spiegelt die Ergebnisse einer Umfrage unter 2198 Befragten in Deutschland wider. Die Umfrage untersuchte, wie häufig ein (20,2%), zwei (29,5%), drei (8,7%) oder vier (41,5%) Weisheitszähne innerhalb einer Sitzung entfernt wurden.

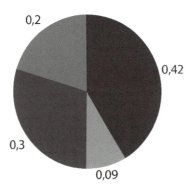

Welche der folgenden Aussagen lässt sich ableiten?
(A) Bei Operationen an den Weisheitszähnen werden deutschlandweit am häufigsten alle vier Zähne auf einmal entfernt.
(B) Bei Etwa 190 der 2198 Befragten wurden drei Weisheitszähne in einer Sitzung entfernt.
(C) Unter den Befragten waren etwa 320 Personen mehr, denen zwei Weisheitszähne auf einmal gezogen wurden, als solche, denen nur einer entfernt wurde.
(D) Den wenigsten Personen bleibt eine Entfernung der Weisheitszähne erspart.
(E) Je weniger Weisheitszähne auf einmal gezogen werden, desto mehr Sitzungen sind notwendig.

74. Das vorliegende Diagramm veranschaulicht die Anzahl der Männer und Frauen (Y-Achse), in Abhängigkeit des Lebensalters (X-Achse), die zwischen 2001 und 2011 in Nordrhein-Westfalen an den Folgen einer Trisomie 21 – auch bekannt als Down-Syndrom – starben.

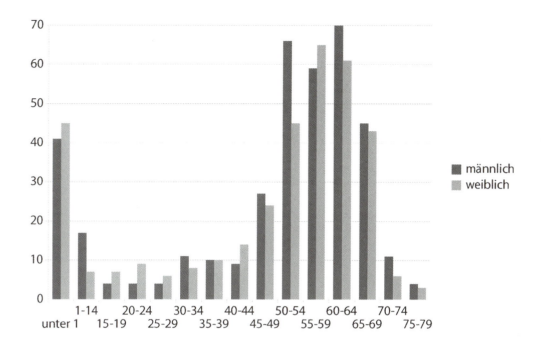

Welche der folgenden Aussagen ist korrekt?

(A) Prozentual gesehen starben während des genannten Zeitraumes in Nordrhein-Westfalen mehr Männer zwischen 50-54 Jahren an Trisomie 21 als Frauen desselben Alters.

(B) Die meisten Frauen, die im Zeitraum von 2001-2011 in Nordrhein-Westfalen an Trisomie 21 starben, waren zwischen 55 und 59 Jahre alt.

(C) Unter den berücksichtigten Altersgruppen starben in Nordrhein-Westfalen zwischen 2001 und 2011 am häufigsten Männer infolge einer Trisomie 21, die zwischen 60 und 64 Jahre alt waren.

(D) Zwischen 2001 und 2011 starben mehr Frauen als Männer infolge einer Trisomie 21.

(E) Die meisten Männer, die an Trisomie 21 verstarben, waren zwischen 60 und 64 Jahre alt.

75. Als minimale Sehweite wird der Punkt höchster Akkommodation des Auges bezeichnet, also der dem Auge am nächsten liegende Punkt, an dem Objekte noch scharf wahrgenommen werden. Die vorliegende Grafik zeigt die minimale Sehweite (in cm) in Relation zum Alter (in Jahren) auf.

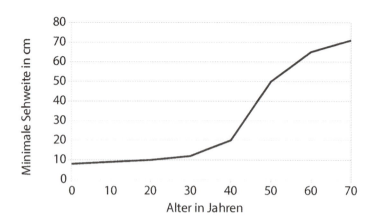

Welche der folgenden Aussagen ist/sind korrekt?

I. Im angegebenen Zeitraum entfernt sich der Punkt höchster Akkommodation mit zunehmendem Alter stetig vom Auge.

II. Alter und minimale Sehweite verhalten sich proportional zueinander.

III. Allein zwischen dem 40. und 50. Lebensjahr verschlechtert sich die minimale Sehweite um den dreifachen Wert (in cm), um den sie sich zwischen dem 20. und 40. Lebensjahr verschlechtert hat.

(A) Nur Aussage I ist korrekt.
(B) Nur Aussage III ist korrekt.
(C) Die Aussagen II und III sind korrekt.
(D) Die Aussagen I und III sind korrekt.
(E) Alle Aussagen sind korrekt.

76. Das vorliegende Diagramm veranschaulicht die Anzahl der Herzinfarkte für Männer (links, dunkel) und Frauen (rechts, hell) verschiedener Altersgruppen pro 100 000 Einwohner für das Jahr 2003 in Deutschland.

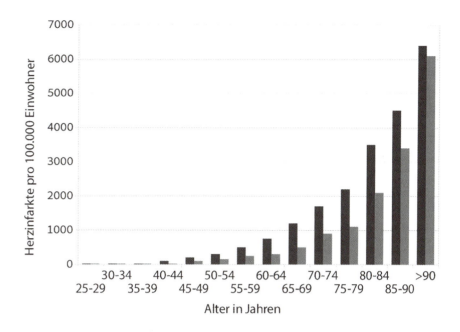

Welche der folgenden Aussagen ist korrekt?

(A) Männer haben ein höheres Risiko, an einem Herzinfarkt zu sterben.

(B) Statistisch gesehen starben 2003 weniger Frauen als Männer an einem Herzinfarkt.

(C) 2003 hatten Männer in jeder Altersgruppe prozentual mehr Herzinfarkte als Frauen.

(D) Im Alter zwischen 70 und 74 Jahren erlitten 2003 auf 100 000 Einwohner gerechnet etwa doppelt so viele Männer wie Frauen einen Herzinfarkt.

(E) Laut den Daten aus dem Jahre 2003 steigt die Wahrscheinlichkeit, an einem Herzinfarkt zu sterben, innerhalb der genannten Altersgruppen für beide Geschlechter stetig an.

77. Eine im Jahr 1981 in einer deutschen Großstadt durchgeführte Umfrage sollte ergeben, inwiefern Patienten mit Behandlungen durch Ärzte zufrieden sind. Dabei hatten sie die Möglichkeit, zwischen den Antwortmöglichkeiten „sehr zufrieden", „zufrieden" und „nicht zufrieden" zu wählen. Im Jahr 2016 wurde die Umfrage wiederholt. Die nachfolgenden Grafiken geben die Ergebnisse der beiden Umfragen wieder.

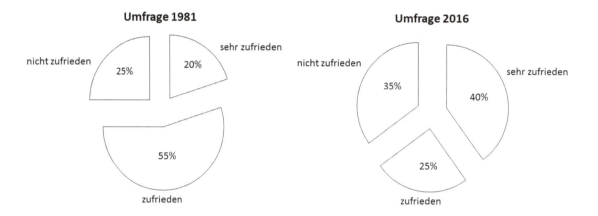

Welche Aussage lässt sich aus den Grafiken ableiten?

(A) Der Anteil an nicht zufriedenen Patienten liegt 2016 höher als 1981.

(B) 1981 waren mehr Patienten mit ihrer Behandlung zufrieden als 2016.

(C) Mehr als die Hälfte der Patienten waren 1981 mit der Behandlung nicht zufrieden.

(D) 2016 gab es mehr sehr zufriedene Patienten als 1981.

(E) Die Anzahl an sehr zufriedenen Patienten hat sich von 1981 bis 2016 verdoppelt.

78. Das vorliegende Diagramm veranschaulicht den Anteil an Raucherinnen unter schwangeren (dunkelgrauer Balken) bzw. nicht-schwangeren Frauen (hellgrauer Balken) verschiedener Altersgruppen.

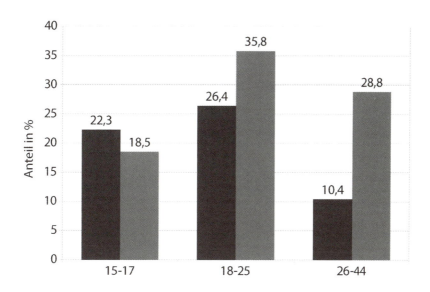

Welche der folgenden Aussagen ist/sind korrekt?

I. Die Anzahl rauchender, schwangerer Frauen ist im Alter von 18 bis 25 Jahre am höchsten.

II. In den verglichenen Altersgruppen ist der Gesamt-Raucheranteil unter den 26–44-Jährigen am geringsten.

III. Es gibt weniger rauchende Schwangere als rauchende Nicht-Schwangere in den oben aufgeführten Altersgruppen.

(A) Alle Aussagen sind korrekt.
(B) Nur Aussage I ist korrekt.
(C) Nur Aussage II ist korrekt.
(D) Nur Aussage III ist korrekt.
(E) Keine Aussage ist korrekt.

79. Das nachfolgende Diagramm zeigt den durchschnittlichen Vitamin-D Spiegel eines Menschen in Deutschland in ng/ml für die verschiedenen Monate des Jahres.

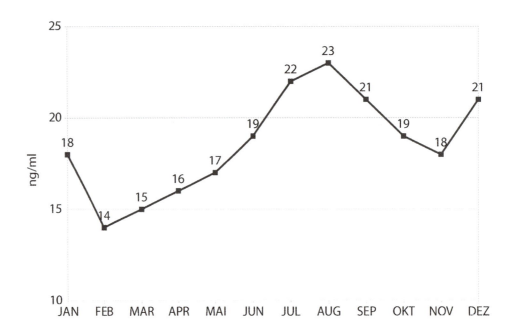

Welche der folgenden Aussagen ist ableitbar?

(A) Der höchste Vitamin D-Spiegel eines Menschen in Deutschland für den angegebenen Zeitraum ist um 50 Prozent höher als der niedrigste.

(B) Der niedrige Vitamin D-Spiegel in den kälteren Monaten ist auf die geringe Sonneneinstrahlung zurückzuführen.

(C) Prozentual gesehen steigt der durchschnittliche Vitamin-D-Spiegel eines Menschen in Deutschland in Bezug auf den Vormonat für den angegebenen Zeitraum niemals um mehr als 17 Prozent.

(D) Der Vitamin D-Spiegel eines Individuums in Deutschland steigt innerhalb eines Jahres nie über 23 ng/ml an.

(E) In den Wintermonaten fällt der Vitamin-D-Spiegel stetig ab.

80. Das vorliegende Diagramm gibt eine Zukunftsprognose bezüglich der Anzahl der über 65-jährigen Bürger in Deutschland (ü65) sowie die geschätzte Zahl derjenigen Bürger, die an Alzheimer erkrankt sind bzw. erkranken werden. Die Prognose beschränkt sich auf die Jahre 2010 bis 2050, alle Angaben sind in Prozent.

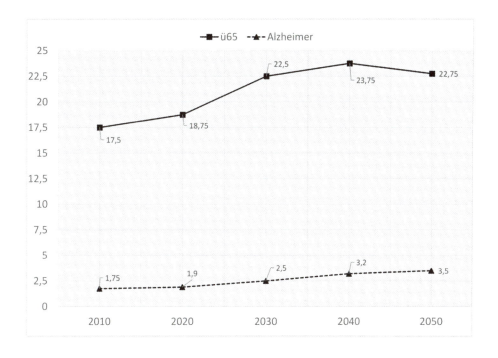

Welche der folgenden Aussagen ist korrekt?

(A) Zwischen 2020 und 2030 wird ein Anstieg der Zahl der über 65-jährigen Bürger in Deutschland um 3,75 Prozent prognostiziert.

(B) Zwischen 2030 und 2040 wird ein Anstieg des Anteils der an Alzheimer erkrankten Bürger in Deutschland um etwa 28% prognostiziert.

(C) Für das Jahr 2040 wird die größte Anzahl an über 65-jährigen Bürgern in Deutschland für den kompletten angegebenen Zeitraum prognostiziert.

(D) Durch die zunehmende Anzahl der über 65-jährigen Bürger in Deutschland steigt auch die Anzahl der an Alzheimer Erkrankten.

(E) Die Anzahl der an Alzheimer erkrankten Personen wird bis 2050 stetig zunehmen.

81. Allgemein formuliert nimmt das Risiko eines Knochenbruches mit abnehmender Knochendichte zu. Das vorliegende Diagramm veranschaulicht die durchschnittliche Knochendichte (in Prozent, y-Achse) von Frauen und Männern mit fortschreitendem Alter (in Jahren, x-Achse). Zur Veranschaulichung wurde die Frakturschwelle ebenso mit eingezeichnet.

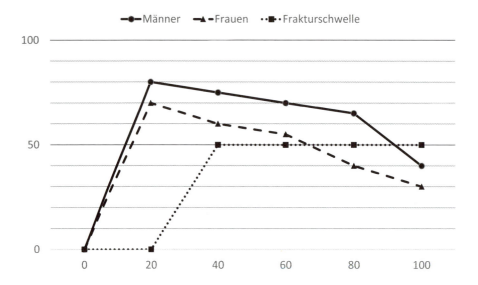

Welche der nachstehenden Aussagen ist/sind korrekt?

I. Mit zunehmendem Alter steigt das Risiko für Knochenbrüche stetig an.

II. Männer haben ab dem 20. Lebensjahr durchschnittlich stets eine höhere Knochendichte als Frauen.

III. Im Alter von 80 Jahren ist die durchschnittliche Knochendichte bei Männern um 62,5 Prozent höher als bei Frauen desselben Alters.

(A) Die Aussagen I und III sind korrekt.

(B) Die Aussagen I und II sind korrekt.

(C) Die Aussagen II und III sind korrekt.

(D) Nur die Aussage II ist korrekt.

(E) Nur die Aussage III ist korrekt.

82. Das vorliegende Diagramm zeigt die Überlebenswahrscheinlichkeit in Prozent (Y-Achse) für die Jahre (X-Achse) nach einer Krebserkrankung. Dargestellt sind hierbei Brust- Darm- und Lungenkrebs. Neben den im Diagramm dargestellten Krebserkrankungen existieren zahlreiche weitere Krebserkrankungen.

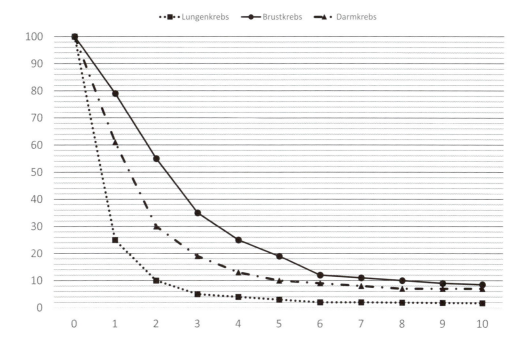

Welche der folgenden Aussagen ist korrekt?

(A) Auf lange Sicht überleben mehr Patienten eine Darmkrebs- als eine Lungenkrebserkrankung.

(B) Nach zwei Jahren ist die Überlebensrate bei Lungenkrebs um circa zwei Drittel niedriger als bei Darmkrebs.

(C) Neun Jahre nach Beginn der Erkrankung weist Brustkrebs die höchste Sterblichkeit aller dargestellten Krebsarten auf.

(D) Unter den genannten Krebsarten weist Brustkrebs die meisten Überlebenden auf.

(E) Nach sechs Jahren haben sich die Überlebensraten von Brust- und Darmkrebs so weit aneinander angenähert, dass die Zahl der jeweils Überlebenden etwa gleich ist.

83. Das vorliegende Diagramm zeigt die häufigsten Ursachen für Krankschreibungen in Deutschland. Aufgeführt sind psychische Erkrankungen, akute Verletzungen, Erkrankungen der Atemwege, der Muskulatur und des Skelettes sowie andere Erkrankungen in Prozent (Y-Achse).

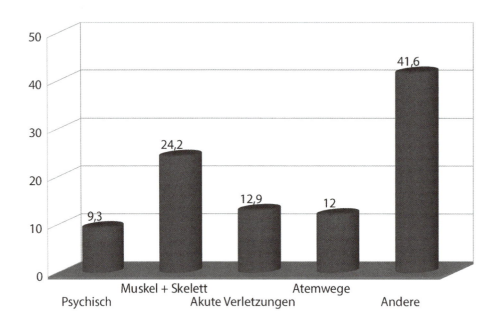

Welche der folgenden Aussagen lässt sich aus dem Diagramm ableiten?

(A) In Deutschland leiden mehr als doppelt so viele Menschen an Erkrankungen der Muskulatur oder des Skelettes, als an Atemwegserkrankungen.

(B) Männer sind von akuten Verletzungen häufiger betroffen als Frauen.

(C) Erkrankungen der Muskulatur und des Skeletts sind das häufigste Krankheitsbild in Deutschland.

(D) Psychische Erkrankungen verursachten die wenigsten Krankschreibungen.

(E) Atemwegserkrankungen verursachen in Deutschland in etwa 50% weniger Krankschreibungen als Erkrankungen der Muskulatur und des Skeletts.

84. Das unten stehende Diagramm veranschaulicht häufige Ursachen für Vergiftungen (X-Achse). Des Weiteren sind in dem Schaubild die Anzahl der verursachten stationären Behandlungen im Krankenhaus (Y-Achse) aufgetragen, welche durch die entsprechende Vergiftung verursacht wurden. Hierbei ist zu beachten dass nicht alle Vergiftungen zwangsläufig zu einer stationären Behandlung führen müssen.

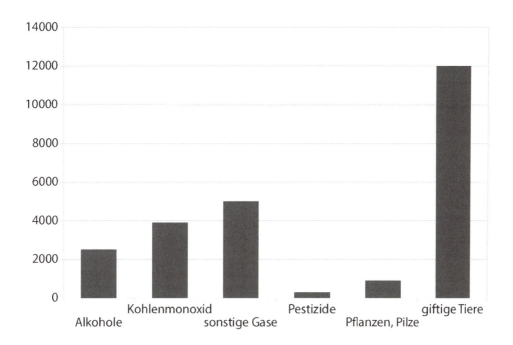

Welche der folgenden Aussagen ist/sind korrekt?

I. In etwa die Hälfte alle Vergiftungen wurden durch Tiere verursacht.

II. Durch Tiere verursachte Vergiftungen führten in den meisten Fällen zu einer stationären Behandlung.

III. Die wenigsten Vergiftungen wurden durch Pestizide verursacht.

(A) Nur Aussage I ist korrekt.

(B) Nur Aussage II ist korrekt.

(C) Nur Aussage III ist korrekt.

(D) Die Aussagen I und III sind korrekt.

(E) Keine der Aussagen ist korrekt.

85. Das vorliegende Diagramm zeigt anhand prozentualer Werte (Y-Achse) für den Zeitraum 1955–2007 (X-Achse), den Anteil an Rauchern in der Bevölkerung. Als Raucher galt dabei, wer mehr als drei mal wöchentlich Tabak konsumierte.

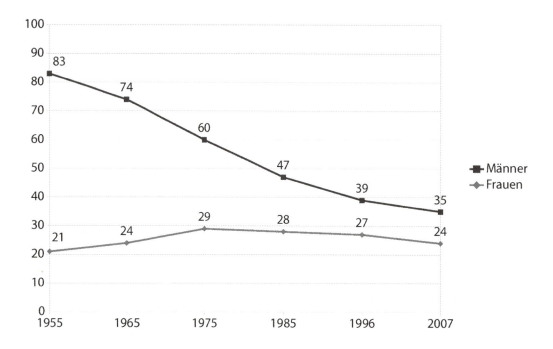

Welche der folgenden Aussagen lässt sich aus dem Schaubild ableiten?

(A) Insgesamt sank der Anteil an Rauchern unter den Männern zwischen 1955 und 2007 in Deutschland um ca. 60 Prozent.

(B) 1985 erreichte die Raucherrate unter Frauen in Deutschland ihren Höhepunkt.

(C) Zwischen 1955 und 2007 stieg der Anteil an Raucherinnen unter den Frauen in Deutschland um insgesamt 3 Prozent an.

(D) Zwischen 1955 und 2007 sank die Gesamtzahl der Raucher in Deutschland stetig.

(E) Zwischen 1955 und 2007 rauchten in Deutschland stets mehr Männer als Frauen.

86. Die unten stehende Grafik veranschaulicht die Prävalenz (Häufigkeit) eines Melanoms pro 100 000 Einwohner (Y-Achse) im Zeitraum 1980–2004 (X-Achse). Dabei wird zwischen männlichem und weiblichem Geschlecht unterschieden.

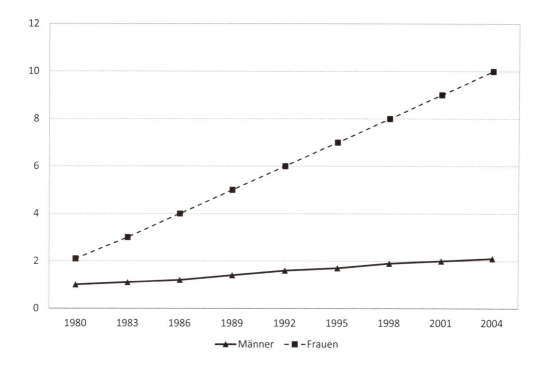

Welche der folgenden Aussagen ist korrekt?

(A) Prozentual erkranken mehr Frauen an einem Melanom als Männer.

(B) Zwischen 1980 und 2004 verdoppelte sich die Häufigkeit von Melanomen.

(C) Zwischen 1980 und 2004 verzehnfachte sich die Zahl der Melanome bei Frauen.

(D) Zwischen 1980 und 1998 vervierfachte sich die Häufigkeit der Melanome bei Frauen je 100 000 Einwohner.

(E) Während des vorliegenden Zeitraumes erkrankten stets mehr Frauen als Männer an einem Melanom.

87. Die vorliegende Grafik veranschaulicht einige der häufigsten Verwendungszwecke von Blutspenden in Deutschland. Hierbei konnten aufgrund der Vielfalt der Verwendungszwecke nur die wichtigsten im Diagramm aufgeführt werden. Alle Angaben sind in Prozent.

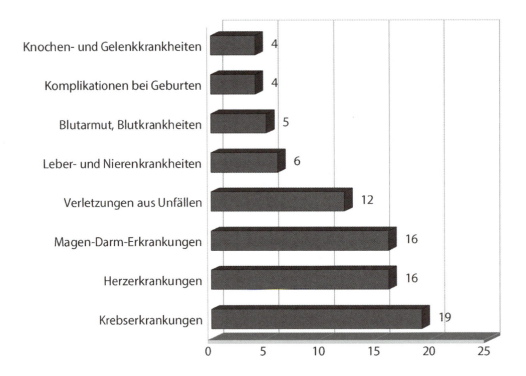

Welche der folgenden Aussagen ist/sind korrekt?

I. Es werden sechs Prozent mehr Blutspenden für Unfallverletzungen, als für Erkrankungen der Leber und Nieren benötigt.

II. Unter den aufgelisteten Verwendungszwecken werden in Deutschland die meisten Blutspenden für Krebserkrankungen verwendet.

III. Die wenigsten Blutspenden in Deutschland werden zur Behandlung von Knochen- und Gelenkkrankheiten bzw. von Komplikationen bei Geburten verwendet.

(A) Nur Aussage I ist korrekt.
(B) Nur Aussage II ist korrekt.
(C) Nur die Aussagen I und III sind korrekt.
(D) Nur die Aussagen II und III sind korrekt.
(E) Nur die Aussagen I und II sind korrekt.

88. Die vorliegende Statistik veranschaulicht die Anzahl der tödlichen Hundeangriffe auf Menschen (zwischen 1968 und 2005) in Deutschland, aufgegliedert nach verschiedenen Hunderassen.

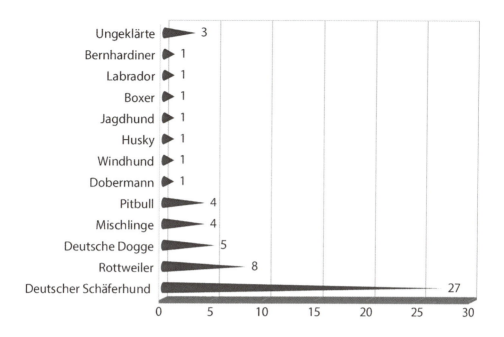

Welche der folgenden Aussagen ist korrekt?

(A) Der deutsche Schäferhund verursachte zwischen 1968 und 2005 die meisten Angriffe auf Menschen in Deutschland.

(B) Rottweiler verursachten zwischen 1968 und 2005 19 Prozentpunkte weniger tödliche Angriffe als deutsche Schäferhunde.

(C) Der deutsche Schäferhund ist der aggressivste Hund der dargestellten Statistik.

(D) Deutsche Schäferhunde verursachten in Deutschland zwischen 1968 und 2005 zweimal so viele tödliche Angriffe wie Rottweiler.

(E) Dobermänner verursachten in Deutschland zwischen 1968 und 2005 rund 75% weniger tödliche Angriffe als Pitbulls.

89. Das vorliegende Diagramm veranschaulicht die Entwicklung der durchschnittlichen Lebenserwartung (in Jahren) für Neugeborene in Deutschland, die in den dargestellten Jahrgängen geboren wurden. Hierbei wird differenziert zwischen Männern (M) und Frauen (F).

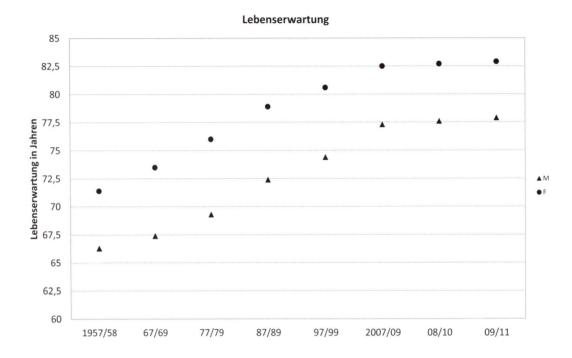

Welche der folgenden Aussagen ist korrekt?

(A) Die durchschnittliche Lebenserwartung für Frauen und Männer war seit dem Jahrgang 1957/58 stetig ansteigend.

(B) Die durchschnittliche Lebenserwartung eines Neugeborenen, das 1957/58 geboren wurde, steigt weiter an, je älter das Kind wird.

(C) Die höchste durchschnittliche Lebenserwartung in Deutschland haben Neugeborene des Jahrgangs 2009/2011.

(D) Zwischen 67/69 und 08/10 stieg die durchschnittliche Lebenserwartung von Männern um etwa 15 Prozent.

(E) Die durchschnittliche Lebenserwartung für Frauen hatte ihren absoluten Mindestwert im Jahrgang 1957/1958.

90. Das unten stehende Diagramm veranschaulicht die Anzahl der Suizide in Deutschland für die Jahre 2006–2012.

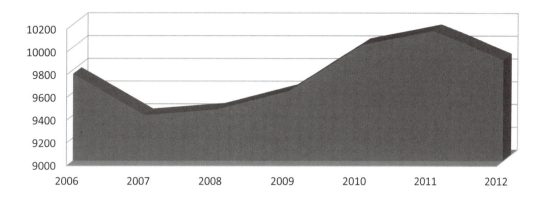

Welche der folgenden Aussagen ist/sind korrekt?

I.   2011 gab es in Deutschland die höchste Suizidrate.

II. Der Anstieg der Suizide in den Jahren nach 2007 hängt mit der Weltwirtschaftskrise zusammen.

III. Nach 2007 stieg die Anzahl der Suizide stetig an.

(A) Nur Aussage I ist korrekt.

(B) Nur Aussage II ist korrekt.

(C) Nur Aussage III ist korrekt.

(D) Die Aussagen I und III sind korrekt.

(E) Keine der Aussagen ist korrekt.

91. Das vorliegende Diagramm zeigt die Anzahl der Erkrankungen an Dengue Fieber in Deutschland im Jahr 2008 gegliedert nach den vorausgegangenen Reiseländern der Erkrankten. Hierbei ist zu beachten, dass nicht alle relevanten Reiseländer im Schaubild aufgeführt sind.

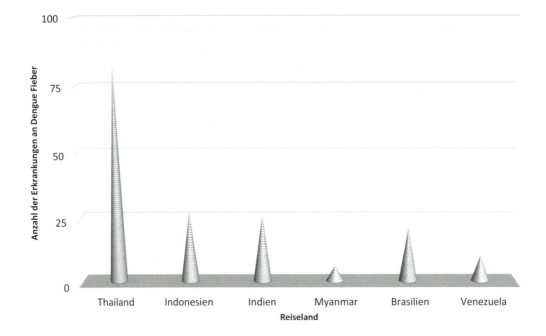

Welche der folgenden Aussagen ist korrekt?

(A) In etwa die Hälfte aller Dengue Fieber Erkrankten in Deutschland im Jahr 2008 waren zuvor in Thailand.

(B) Die Gefahr einer Erkrankung mit Dengue Fieber ist, unter den oben aufgeführten Ländern, in Thailand am höchsten.

(C) Etwa 25 Prozent mehr, der an Dengue Fieber erkrankten Personen, gaben als Reiseland 2008 Indonesien als Brasilien an.

(D) Bei den wenigsten Dengue Fieber Erkrankten ging ein Aufenthalt in Myanmar voraus.

(E) Unter den oben aufgeführten Ländern ist das Erkrankungsrisiko für Dengue Fieber in Myanmar am geringsten.

92. Die vorliegende Grafik veranschaulicht die Anzahl betreuter Personen einer Drogen-
bzw. Suchtberatungsstelle. Differenziert wird hierbei zwischen Opiatabhängigen (187),
Cannabiskonsumenten (77), Alkoholabhängigen (15), Spielsüchtigen (9), Kokainabhän-
gigen (12) und Konsumenten verschiedenster Stimulantien wie bspw. Ecstasy. Beach-
tet werden muss, dass nur langfristig betreute Personen, mit einer Betreuungsdauer
> 4 Wochen, in der Statistik erfasst wurden.

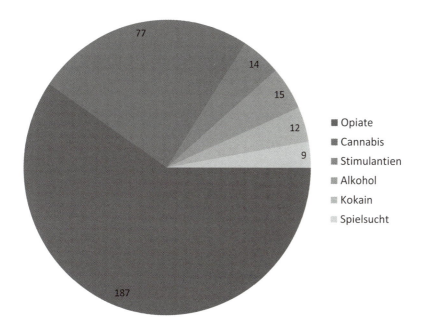

Welche der folgenden Aussagen ist demnach korrekt?

(A) Die meisten Personen, die mit der Drogen- bzw. Suchtberatungsstelle in Kontakt
traten waren opiatabhängig.

(B) Es hatten rund ein Drittel mehr Kokainabhängige Kontakt mit der Drogen- bzw.
Suchtberatungsstelle als Spielsüchtige.

(C) Rund ein Viertel weniger Spielsüchtige als Kokainabhängige wurden in der
Drogen- bzw. Suchtberatungsstelle über einen Zeitraum von mehr als 4 Wochen
betreut.

(D) Die meisten Drogensüchtigen in Deutschland leiden an einer Opiatabhängigkeit.

(E) Insgesamt nahmen im beobachteten Zeitraum 314 Personen Kontakt mit der
Drogen- bzw. Suchtberatungsstelle auf.

93. Die vorliegende Grafik veranschaulicht den Anteil der im Ausland durchgeführten Schönheitsoperationen. Betrachtet werden hierfür nur einige ausgewählte Operationen. Alle Angaben sind in Prozent und beziehen sich nur auf die jeweilige operative Behandlung.

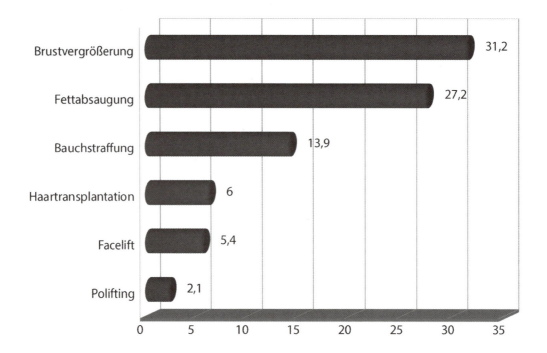

Welche der folgenden Aussagen ist/sind nicht korrekt?

I. Brustvergrößerungen sind die am häufigsten durchgeführten Schönheitsoperationen.
II. Es werden mehr Bauchstraffungen als Facelifts im Ausland durchgeführt.
III. Unter den dargestellten Schönheitsoperationen ist der Anteil, an im Ausland durchgeführten Operationen, bei Poliftings am geringsten.

(A) Nur Aussage I ist nicht korrekt.
(B) Nur Aussage II ist nicht korrekt.
(C) Die Aussagen I und II sind nicht korrekt.
(D) Die Aussagen I und III sind nicht korrekt.
(E) Alle Aussagen sind nicht korrekt.

94. Das vorliegende Diagramm veranschaulicht wie viele Personen in Deutschland prozentual bei einer Erkältung zu ausgewählten Medikamenten bzw. zu Hausmitteln greifen. Die dargestellten Daten basieren auf einer Umfrage unter 1000 Personen. Mehrfachnennungen waren bei der Befragung möglich.

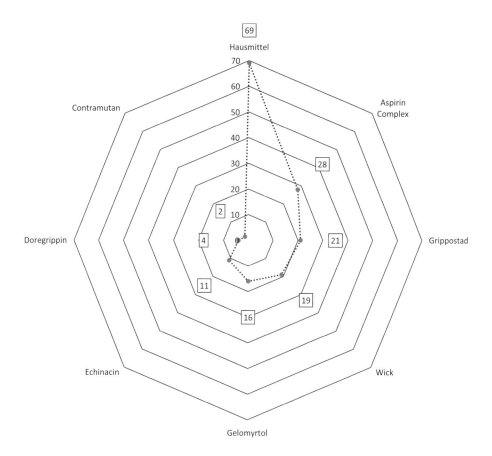

Welche der folgenden Aussagen ist korrekt?

(A) Die wenigsten Befragten griffen bei einer Erkältung zu Doregrippin.

(B) Die meisten Befragten griffen bei einer Erkältung zu Aspirin Complex.

(C) Um eine Erkältung zu behandeln, griffen insgesamt mehr Menschen zu Hausmitteln als zu einem der genannten sieben Medikamenten.

(D) 49 Prozent der Befragten verwendeten entweder Aspirin Complex oder Grippostad.

(E) 110 der Befragten verwendeten Echinacin zur Behandlung der Erkältung.

95. Das vorliegende Diagramm veranschaulicht die häufigsten Ursachen für psychiatrische Notfälle in Deutschland im Jahr 2000 in Prozent. Hierbei konnte immer nur ein Auslöser als Ursache für einen psychiatrischen Notfall ausgewählt werden. Es ist zu beachten, dass nicht alle Ursachen psychiatrische Notfälle in diesem Schaubild aufgeführt sind.

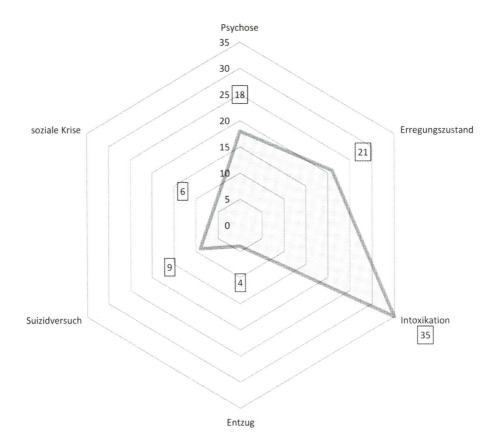

Welche der folgenden Aussagen ist ableitbar?

(A) Die wenigsten psychiatrischen Notfälle in Deutschland im Jahr 2000 waren auf einen Entzug zurückzuführen.

(B) Die meisten psychiatrischen Notfälle in Deutschland im Jahr 2000 waren auf Intoxikation zurückzuführen.

(C) Psychosen waren 50 Prozent häufiger der Auslöser eines psychiatrischen Notfalls als Suizidversuche in Deutschland im Jahr 2000.

(D) In Deutschland lebten im Jahr 2000 weniger Menschen mit einer Entzugs-problematik als Menschen mit einer Psychose.

(E) Nur knapp jeder Fünfzehnte Deutsche hatte im Jahr 2000 eine soziale Krise.

96. Die untenstehende Grafik veranschaulicht den Anteil der dementen Personen in der jeweiligen Altersgruppe innerhalb der deutschen Bevölkerung. Hierbei wurden die Daten von unter 65-Jährigen nicht in der Studie verwertet.

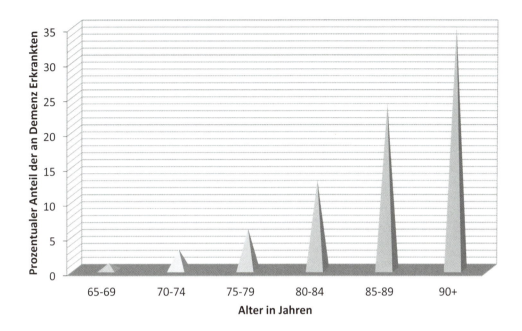

Welche der folgenden Aussagen ist/sind korrekt?

I. Es gibt in Deutschland mehr demente 85–89-Jährige als 80–84-Jährige.

II. Bei den unter 65-Jährigen gibt es faktisch beinahe keine Demenzerkrankungen.

III. Im Alter zwischen 75 und 84 Jahren steigt der Anteil der Demenzkranken um mehr als 100 Prozent an.

(A) Keine der Aussagen ist korrekt.

(B) Nur Aussage I ist korrekt.

(C) Nur die Aussagen I und II sind korrekt.

(D) Nur die Aussage III ist korrekt.

(E) Alle Aussagen sind korrekt.

5. SIMULATION 5

Mit den folgenden Aufgaben wird die Fähigkeit geprüft Diagramme, Schaubilder und Tabellen korrekt zu analysieren und zu interpretieren. Zur Beantwortung der Fragen sollen dabei ausschließlich die in den Aufgaben illustrierten und beschriebenen Informationen herangezogen werden.

Zur Bearbeitung der folgenden **24 Aufgaben** stehen **60 Minuten** zur Verfügung.

97. In zwei verschiedenen Kliniken werden Statistiken über die absoluten Häufigkeiten von Symptomen einer Streptokokken-Angina geführt. Insgesamt wurden in Klinik 1 dazu 1000 Patientendaten gesammelt, in Klinik 2 waren es nur 800. Jeder aufgeführte Patient weist mindestens ein Symptom auf, für jeden Patient sind jedoch auch mehrere Symptome möglich. Das nachfolgende Diagramm zeigt die Resultate der Auswertung.

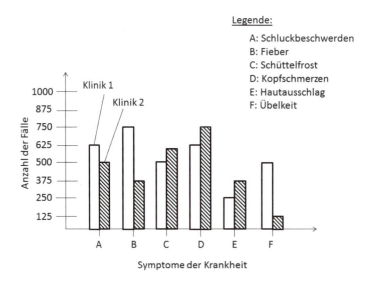

Welche Aussage kann aus dem Diagramm abgelesen werden?
(A) Der relative Anteil von Schluckbeschwerden ist in Klinik 1 höher als in Klinik 2.
(B) Mindestens 125 Patienten von Klinik 1 weisen sowohl Fieber als auch Kopfschmerzen auf.
(C) Der Anteil der Patienten mit Kopfschmerzen liegt bei Klinik 2 bei 75%.
(D) Insgesamt trat das Symptom Hautausschlag relativ gesehen seltener auf als Übelkeit.
(E) Maximal 75% der Patienten aus Klinik 2 weisen sowohl Kopfschmerzen als auch Schüttelfrost auf, wenn 600 Patienten aus Klinik 2 Schüttelfrost haben.

98. In einer 2014 von einer Krankenversicherung durchgeführten Studie wurden die relativen Häufigkeiten von Krankheiten von Arbeitnehmern für den Raum einer deutschen Großstadt erhoben, die zu einer Krankschreibung durch den Arzt geführt haben. Insgesamt wurden 10 000 Patientendaten erfasst, davon 6000 Frauen und 4000 Männer.

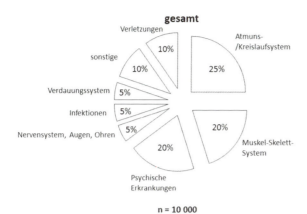

n = 10 000

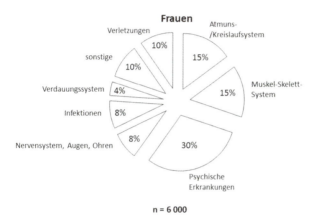

n = 6 000

Welche Aussage ist vor diesem Hintergrund falsch?

(A) Es sind mehr Frauen als Männer infolge von Verletzungen krankgeschrieben worden.

(B) Der Anteil der psychischen Erkrankungen lag bei Männern bei 5%.

(C) Es sind weniger Frauen an Infektionen erkrankt wie Männer.

(D) 96% der Krankheitsfälle von Nervensystem, Augen, Ohren geht auf das Konto der Frauen.

(E) Der relative Anteil von sonstigen Erkrankungen ist für Männer und Frauen gleich.

99. Kaltleiter sind Materialien bzw. aus diesen Materialien bestehende elektrische Bauelemente, die den Strom bei niedrigen Temperaturen besser leiten als bei hohen Temperaturen. Dabei verhält sich der Stromfluss umgekehrt proportional zum Widerstand. Materialien mit dieser Eigenschaft (wie beispielsweise Metalle) besitzen einen positiven Temperaturkoeffizienten.

Welches Diagramm zeigt demnach einen positiven Temperaturkoeffizienten?

(A)

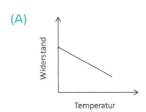

(B)

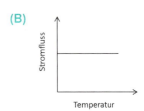

(C)

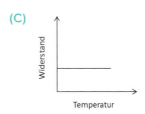

(D)

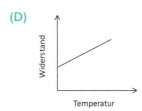

(E)

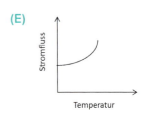

100. In naturwissenschaftlich-technischen Anwendungen spielen Codes eine wichtige Rolle. Ein Code legt fest, welche Merkmalsausprägung aus einem Pool von möglichen Optionen gewählt wird. Der in dieser Aufgabe beschriebene Code ist eine Verschlüsselung über mehrere Stufen, das heißt, dass es nacheinander in jeder Stufe unabhängig von den nachfolgenden Stufen zu einem Entscheidungsprozess kommt und genau ein Parameter festgelegt wird. Insgesamt gibt es die Merkmalausprägungen Typ A, B, C und D, die Verschlüsselung CIII0b führt beispielsweise zur Merkmalsausprägung Typ C. Es soll angenommen werden, dass innerhalb jeder Stufe jede Verschlüsselung gleich wahrscheinlich ist.

Stufe 2

		I		II		III		IV		Stufe 3
	A	Typ A	Typ A	Typ A	Typ B	Typ B	Typ B	Typ C	Typ A	0
		Typ A	Typ A	Typ A	Typ B	Typ C	Typ C	Typ A	Typ C	1
Stufe 1	**B**	Typ B	Typ B	Typ D	Typ D	Typ D	Typ C	Typ C	Typ C	0
		Typ B	Typ B	Typ D	Typ D	Typ A	Typ A	Typ C	Typ B	1
	C	Typ C	Typ C	Typ A	Typ D	Typ C	Typ C	Typ A	Typ B	0
		Typ C	Typ C	Typ C	Typ A	Typ A	Typ B	Typ D	Typ B	1
		a	b	a	b	a	b	a	b	

Stufe 4

Welche Aussage kann aus der Tabelle nicht abgelesen werden?

(A) Wird in Stufe 1 B gewählt, ist Merkmalausprägung B genauso wahrscheinlich wie D.

(B) Es gibt 48 verschiedene Verschlüsselungen.

(C) Wurde nach Verschlüsselung in Stufe 1 in Stufe 2 I gewählt, steht unabhängig von der Verschlüsselung in Stufe 3 und 4 die Merkmalsausprägung schon fest.

(D) Merkmalausprägung C ist mehr als doppelt so wahrscheinlich wie D.

(E) Wurde in Stufe 1 C gewählt, liegt die Wahrscheinlichkeit für D bei 25%.

101. Zwei medizinische Kochsalzlösungen mit den Konzentrationen 1:8 und 1:20 befinden sich in zwei verschiedenen Behältern. Aus dem ersten Behälter, in dem sich die Lösung mit der Konzentration 1:8 befindet, wird über die gesamte Dauer eine konstante Menge der Lösung entnommen und in einen dritten Behälter geleitet. Aus dem zweiten Behälter, in dem sich die Lösung mit der Konzentration 1:20 befindet, wird zunächst dieselbe Menge entnommen wie aus Behälter 1 und in den dritten Behälter geleitet. Mit voranschreitender Zeit nimmt die entnommene Menge aus dem Behälter jedoch linear zu. Eine der Kurven der nachfolgenden Grafik gibt den Mischungsvorgang im dritten Behälter wider.

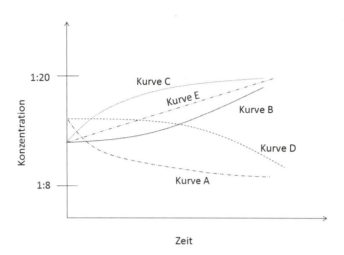

Welche Kurve gibt den Mischungsvorgang im dritten Behälter an?

(A) Kurve A

(B) Kurve B

(C) Kurve C

(D) Kurve D

(E) Kurve E

102. In einem Auto-Crashtest sollen die körperlichen Schäden infolge eines Frontalzusammenstoßes zweier Autos bei einer Geschwindigkeit von 36 km/h festgestellt werden. Hierfür werden in beide Autos Dummys auf den Fahrersitzen platziert. Das erste Auto (linkes Diagramm) wird mit der konstanten Beschleunigung von 2 m/s auf die Endgeschwindigkeit beschleunigt, das zweite Auto (rechtes Diagramm) mit der konstanten Beschleunigung von 4 m/s. Sobald das langsamer beschleunigte Fahrzeug die Endgeschwindigkeit erreicht hat, erfolgt der Zusammenstoß.

Welche Kurven geben den Beschleunigungsvorgang der beiden Fahrzeuge an? Hinweis: Sobald die Endgeschwindigkeit eines Autos erreicht ist wird diese konstant gehalten.

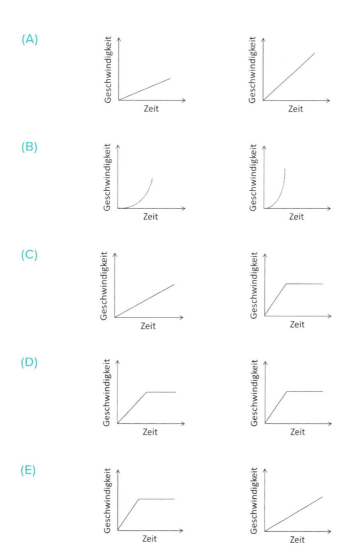

103. Obwohl Ärzte Patienten eingehend untersuchen, Symptome erfragen und analysieren, sowie umfangreiche Tests durchführen, um das Krankheitsbild einzugrenzen und einzelne Krankheiten auszuschließen, kommt es in seltenen Fällen zu Fehldiagnosen. In diesem Zusammenhang werden in der Statistik sogenannte Fehler 1. Art (ein gesunder Patient wird als krank eingestuft) und Fehler 2. Art (ein kranker Patient wird als gesund eingestuft) unterschieden.

Die nachfolgende Tabelle fasst alle vorangegangenen Informationen zusammen.

EINSTUFUNG DURCH DEN ARZT	DER PATIENT IST GESUND	DER PATIENT IST KRANK
gesund	95%	20%
krank	5%	80%

Welche Aussage ist falsch?

(A) Nur einer von zwanzig gesunden Patienten wird vom Arzt fälschlicherweise als krank eingestuft.

(B) Im Durchschnitt wird bei jedem fünften kranken Patienten eine vorhandene Krankheit nicht entdeckt.

(C) Die Wahrscheinlichkeit für einen Fehler 2. Art liegt bei 20%.

(D) Im Durchschnitt kommt es in 12,5% der Fälle zu Fehldiagnosen.

(E) Die Wahrscheinlichkeit für einen Fehler 1. Art liegt bei 5%.

104. Der immer stärker werdende Druck am Arbeitsplatz hat dazu geführt, dass die Zahl der Krankheitstage durch psychische Leiden zugenommen hat. Aus den nachfolgenden Grafiken lässt sich ermitteln, welche Branchen davon besonders betroffen und in welchen Branchen die Folgekosten besonders hoch sind.

BRANCHE	FEHLTAGE PRO JAHR PRO 100 VERSICHERTE
Gesundheitswesen	350
Öffentliche Verwaltung	310
Handel	225
Unternehmensdienstleistung	170
Maschinen-/Anlagebau	180
Verkehr, Logistik	240
Baugewerbe	150

BRANCHE	GESAMTKOSTEN INFOLGE VON ERKRANKUNGEN (IN MIO. €)
Gesundheitswesen	380
Öffentliche Verwaltung	270
Handel	200
Unternehmensdienstleistung	450
Maschinen-/Anlagebau	180
Verkehr, Logistik	260
Baugewerbe	80

Welche Aussage ist richtig?

(A) Im Gesundheitswesen sind die meisten Fehltage angefallen.

(B) Die Kosten pro Fehltag waren in der Branche Unternehmensdienstleistungen am größten.

(C) Angenommen im Handel gibt es 100% mehr Versicherte als im Maschinen-/Anlagenbau, dann sind die Kosten pro Versichertem im Maschinen-/Anlagenbau um 60% höher.

(D) Bei je 6000 Versicherten im Gesundheitswesen und im Baugewerbe kommt es in beiden Branchen zusammen zu 35 000 Fehltagen/Jahr.

(E) Die Kosten pro Fehltag liegen im Handel höher als im Verkehr, wenn im Handel die Zahl der Versicherten nur halb so groß ist wie im Verkehr.

105. Die Zwischenprüfung in Medizin an einer Universität besteht aus einem schriftlichen und einem mündlichen Teil. Um die Zwischenprüfung zu bestehen, müssen Teilnehmer beide Teile mit einer Mindestpunktzahl von 50% bestehen. Zum mündlichen Teil werden nur diejenigen Teilnehmer zugelassen, die den schriftlichen Teil bestanden haben. Fällt ein Teilnehmer im schriftlichen Teil durch, kann er den schriftlichen Teil in einer Nachholklausur einmal wiederholen. Hierbei wird angenommen, dass alle Teilnehmer, die im ersten Versuch gescheitert sind, zur Nachholklausur antreten. Im mündlichen Teil sind alle Teilnehmer erfasst, die den schriftlichen Teil bestanden haben. Der mündliche Teil kann nicht wiederholt werden.

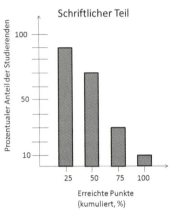

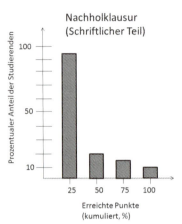

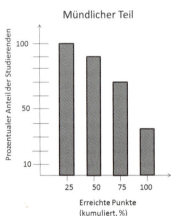

Welche Aussage lässt sich demnach ablesen?

(A) 90% der Studierenden bestehen den schriftlichen Teil der Zwischenprüfung.

(B) Mehr als zwei Drittel der Studierenden bestehen die Zwischenprüfung.

(C) Mindestens 10% der Teilnehmer schließen mit der Maximalpunktzahl in beiden Prüfungen ab.

(D) Mehr als ein Drittel aller Studenten fallen im zweiten Versuch der schriftlichen Prüfung durch.

(E) Mindestens 30% der Teilnehmer haben mindestens 75 Punkte in beiden Prüfungsteilen erreicht.

106. Rektaler Blutabgang (Blut im Stuhl) kann vielfältige Ursachen haben. Häufig ist rektaler Blutabgang nur ein vorübergehendes Symptom und auf einen gereizten Magen-Darm-Trakt zurückzuführen. In seltenen Fällen kann Blut im Stuhl jedoch auch auf Darmkrebs hindeuten. Betroffene Patienten sollten demnach in jeden Fall bei rektalem Blutabgang einen Arzt konsultieren. Im Falle eines gereizten Magen-Darm-Traktes bieten sich die Möglichkeiten einer konservativen Behandlung durch eine Ernährungsumstellung sowie eine medikamentöse Behandlung, um Patienten zu heilen. In der nachfolgenden Grafik ist der Behandlungserfolg zweier Testgruppen dargestellt, wobei die Patienten der einen Gruppe konservativ durch eine Ernährungsumstellung behandelt wurden und die Patienten der anderen Gruppe medikamentös.

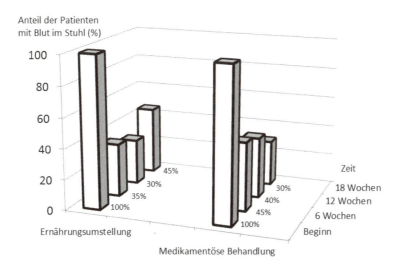

Welche Aussage lässt sich nicht ableiten?

(A) Mehr als die Hälfte der Patienten weist nach 6 Wochen kein Blut im Stuhl mehr auf.

(B) Bei einer 18 Wochen andauernden Behandlung ist die medikamentöse Behandlung erfolgversprechender.

(C) Die Hälfte der nach 12 Wochen bei einer Ernährungsumstellung bereits geheilten Patienten weist nach 18 Wochen wieder Blut im Stuhl auf.

(D) Nach 18 Wochen konnten zwischen 55% und 70% aller Patienten geheilt werden.

(E) Die Erfolgschancen auf eine Heilung sind in den ersten 6 Wochen bei beiden Behandlungsmethoden am höchsten.

107. Längst nicht jeder Bürger sucht einen Arzt auf, wenn er über Beschwerden klagt. Die nachfolgende Grafik zeigt exemplarisch diesen Sachverhalt auf. Die Grafik ist dabei folgendermaßen zu lesen: Von allen Bürgern mit Rückenbeschwerden werden im Schnitt nur 2 von 10 Bürgern beim Arzt vorstellig. Die Hälfte der behandelten Patienten mit Rückenbeschwerden fühlt sich nach der Behandlung besser als davor. Als Behandlungserfolgsquote wird demnach der Quotient aus „Besserung eingetreten" und „Patient wird vorstellig" bezeichnet.

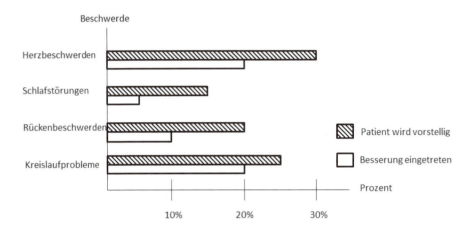

Welche Aussage lässt sich aus der Grafik nicht ableiten?

(A) Zwei von drei behandelten Patienten mit Herzbeschwerden fühlen sich nach einer Behandlung besser.

(B) Die Behandlungserfolgsquote ist bei Schlafstörungen am schlechtesten und bei Herzbeschwerden am besten.

(C) Jedem fünften Patienten, der wegen Kreislaufprobleme beim Arzt vorstellig wird, kann nicht geholfen werden.

(D) Nur jede fünfte Person, die Rückenprobleme hat, wird beim Arzt vorstellig.

(E) Die Behandlungserfolgsquote bei Kreislaufproblemen liegt bei 80%.

108. Zur Verbesserung ihrer Endzeit bei einem 10-Kilometer-Wettkampf können Läufer im Training zwei Strategien verfolgen. Entweder sie setzen ihren Fokus auf Ausdauer und lange Trainingseinheiten im niedrigen Intensitätsbereich (Strategie A), um ihre Muskeldurchblutung zu verbessern oder sie setzen ihren Fokus auf Schnelligkeit durch Training vieler kurzer Intervalleinheiten bei hoher Intensität (Strategie B), um schnelles Laufen trotz erhöhtem Laktatspiegel im Muskel zu ermöglichen. Zur Vorbereitung auf einen Wettkampf wurden beide Trainingsmethoden über einen Zeitraum von zehn Wochen an insgesamt 16 Athleten getestet. Je zwei Athleten, davon verfolgt je einer Strategie A bzw. B, besitzen zu Beginn des Experiments die Leistungsniveaus a, b, c, d, e, f, g, h. Die Leistungsniveaus sind gestaffelt, das heißt ein Athlet mit Leistungsniveau h besitzt am Anfang das höchste Leistungsniveau, ein Athlet mit Leistungsniveau a das niedrigste. Im nachfolgenden Diagramm sind die Entwicklungen der Leistungsniveaus der Sportler in Bezug auf das Leistungsniveau zu Beginn des Beobachtungszeitraums abgetragen.

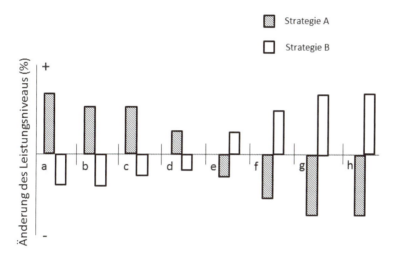

Welche Aussage lässt sich aus dem Diagramm ableiten?

(A) Strategie B ist unabhängig vom Leistungsniveau vorzuziehen.

(B) Je höher das Leistungsniveau eines Läufers, desto wirksamer ist Strategie B.

(C) Läufer mit niedrigem Leistungsniveau profitieren besonders von Strategie B.

(D) Die Wahl der Strategie sollte unabhängig vom Leistungsniveau getroffen werden.

(E) Je höher das Leistungsniveau, desto wirksamer ist Strategie A.

109. In einer Klinik wurden die Patientendaten von 600 Männern und 1000 Frauen erfasst, die aufgrund von Nebenwirkungen durch das Einnehmen eines Medikaments eingeliefert und behandelt wurden. Das nachfolgende Diagramm zeigt die absoluten Häufigkeiten der dabei aufgetretenen Fälle der jeweiligen Nebenwirkungen.

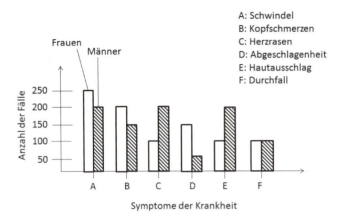

Welche Aussage kann aus dem Diagramm abgeleitet werden?

(A) Prozentual gesehen klagten mehr Frauen über Schwindel als Männer.

(B) Mehr als 15% aller behandelten Personen klagten über Durchfall.

(C) Es klagten mehr Männer über Kopfschmerzen als Frauen.

(D) Die relative Häufigkeit für Durchfall ist bei Männern und Frauen gleich.

(E) Die relative Häufigkeit von Herzrasen und Hautausschlag ist für Männer gleich.

110. Eine Klinik, die Patienten mit Rückenleiden behandelt und operative Eingriffe strikt ablehnt, setzt auf verschiedene Bewegungstherapien, die eine langfristige Linderung der Schmerzen bewirken sollen. Diese Bewegungstherapien sind auf einen Zeitraum von acht Wochen ausgelegt. Danach werden die Patienten hinsichtlich ihres persönlichen Empfinden befragt, wobei sie in der Befragung eine Besserung, keine Veränderung oder eine Verschlechterung ihres Wohlbefindens angeben können. In der nachfolgenden Grafik sind die Ergebnisse für die Bewegungstherapien A (tägliches 15-Minuten-Rücken-Workout und wöchentliche Wechselbäder) und B (tägliches Yoga und dreimal wöchentlich Schwimmtraining) eingetragen. Insgesamt haben 200 Patienten die Bewegungstherapie A durchgeführt und 600 Patienten die Bewegungstherapie B.

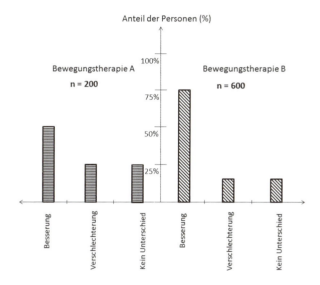

Welche Information lässt sich aus der Grafik nicht ableiten?

(A) 550 Patienten geht es nach der Behandlung besser.

(B) Bewegungstherapie B hat durchschnittlich einen besseren Behandlungserfolg.

(C) Die Anzahl der Patienten, denen es schlechter geht oder die keinen Unterschied feststellen, ist bei Bewegungstherapie A größer.

(D) Die Anzahl an Patienten, denen es nach der Behandlung besser geht, ist um mehr als doppelt so groß wie die Anzahl der Patienten, denen es schlechter geht.

(E) Eine erfolgreiche Behandlung wird in mehr als 62,5% der Fälle verzeichnet.

111. Nach einem Reaktorunglück nehmen sowohl die Säuglingssterblichkeit als auch die Anzahl der Säuglinge mit Fehlbildungen in unmittelbarer Nähe des betroffenen Atomkraftwerks zu. Frauen bringen Kinder zur Welt, die innerhalb der ersten Wochen nach der Geburt an den Folgen der Bestrahlung sterben, ihr Leben lang mit Fehlbildungen leben müssen oder in Folge der Fehlbildungen bei der Geburt sterben. Die nachfolgende Grafik zeigt Säuglingssterblichkeit und Säuglinge mit Fehlbildungen im Umkreis eines Atomkraftwerks. Beide Kurven beziehen sich dabei auf denselben Datensatz an Säuglingen, der sich auf alle Frauen bezieht, die in Reaktornähe wohnhaft sind und Babys zur Welt bringen.

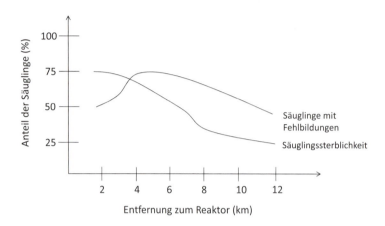

Welche Information lässt sich aus der Grafik nicht ableiten?

(A) Im Umkreis von 12 km zum Reaktor stirbt jeder vierte Säugling.

(B) Mindestens 25 % der Säuglinge in 2 km Entfernung sind fehlgebildet und sterben.

(C) In 12 km Entfernung gibt es weniger fehlgebildete Säuglinge als in 8 km Entfernung.

(D) Bis etwa zu einer Entfernung von 4 km vom Reaktor sterben prozentual mehr Säuglinge als dass es fehlgebildete Säuglinge gibt.

(E) Zwischen einer Entfernung von 2 km und 12 km nimmt die Säuglingssterblichkeit bezogen auf den Ausgangswert um 50 Prozentpunkte ab.

112. Durch die Einnahme eines Medikaments steigt die Wirkstoffkonzentration des Arznei-
mittels im Blut. Die Halbwertszeit gibt an, in welcher Zeitspanne die Wirkstoffkonzentration auf 50% des Ausgangswertes sinkt. Die Wirksamkeit vieler Medikamente hängt
davon ab, ob sich der Wert in einem definierten Intervall befindet (siehe Tabelle). Nachfolgend ist die Entwicklung der Wirkstoffkonzentration eines Schmerzmittels im Zeitablauf dargestellt. Außerdem lässt sich der Wirksamkeitsbereich des Medikaments in
der Tabelle ablesen. Hinweis: Eine Tablette hat eine Wirkstoffkonzentration von 1000
Wirkstoffmolekülen im Blut.

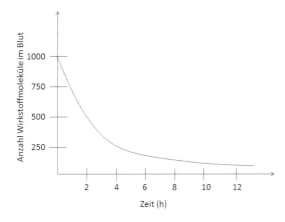

MINIMALE WIRKSTOFFKONZENTRATION	MAXIMALE WIRKSTOFFKONZENTRATION
500 Wirkstoffmoleküle im Blut	2000 Wirkstoffmoleküle im Blut

Welche Information lässt sich aus Grafik und Tabelle nicht ableiten?

(A) Wird alle 2 Stunden eine Tablette eingenommen, steigt die Wirkstoffkonzentration
im Verlauf über 2000 Moleküle im Blut.

(B) Die Halbwertszeit des Medikaments liegt bei zwei Stunden.

(C) Wird direkt zu Beginn noch eine zweite Tabelle eingenommen, dann muss die
nächsten 4 Stunden keine weitere Tablette eingenommen werden um eine
wirkungsvolle Konzentration zu erhalten.

(D) Wurden nach 2, 4 und 6 Stunden Tabletten eingenommen, ist die Wirksamkeit
gewährleistet.

(E) Wenn alle 2 Stunden eine Tablette eingenommen wird, ist die Wirksamkeit
gewährleistet.

113. In einem medizinischen Experiment mit einer Gruppe von acht Spitzenläufern soll untersucht werden, welchen Einfluss die Ernährungsweise auf die erzielbare Zeit eines Marathons hat. Dazu wird eine Gruppe von gleich starken Läufern in der achtwöchigen Vorbereitung auf den Marathon in die Gruppen A (Saltin-Diät), B (High Carb Low Fat), C (Low Carb High Fat) und D (eiweißreiche Kost) aufgeteilt. Als Referenzzeit (100%) dient eine Zeit von 2 Stunden 30 Minuten im Marathon (normale Ernährung), die dem Leistungsniveau aller Sportler zu Beginn des Experiments entspricht. Die nachfolgende Tabelle enthält die Ergebnisse des Wettkampfs.

LÄUFER	GRUPPE	GELAUFENE ZEIT (MIN)
Michael	A	2:15
Peter	B	2:20
Jens	A	2:25
Frank	C	2:30
Rolf	B	2:30
Waldemar	D	2:35
Georg	C	2:40
Toni	D	2:45

Welche Information lässt sich aus der Tabelle nicht ableiten?

(A) Die durchschnittliche Leistungssteigerung der Saltin-Diät liegt zwischen 6 und 7 Prozent.

(B) Die Saltin-Diät ist auf jeden Fall der Variante High Carb Low Fat überlegen.

(C) Die Ernährungsweisen Low Carb High Fat und eiweißreiche Kost führen nicht zu einer Verbesserung des Leistungsniveaus.

(D) Die Steigerung bzw. Verschlechterung des Leistungsniveaus liegt zwischen +10% und −10%.

(E) Im Vergleich zur eiweißreichen Kost führt die Saltin-Diät zu durchschnittlich 20 Minuten schnelleren Zeiten.

114. In den Innenstädten zweier deutscher Großstädte wurde in einer Befragung die Zufriedenheit von Personen hinsichtlich der ärztlichen Betreuung durch den Hausarzt ermittelt. Dafür mussten die Befragten einen Fragenkatalog aus acht Fragen bearbeiten, der je Frage nur die Antwortmöglichkeiten „ja" und „nein" zuließ. Die nachfolgende Grafik zeigt das Ergebnis der Befragung. Hinweis: Es haben 10% der Befragten in Berlin und 15% der Befragten in Hamburg keine Frage mit „ja" beantwortet.

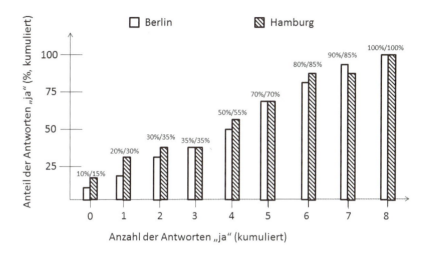

Welche Information lässt sich aus der Grafik ableiten?

(A) In Berlin haben 85% der Befragten ein-, zwei- oder dreimal „ja" angegeben.

(B) In Hamburg gibt es insgesamt mehr Befragte, die bei genau einer Frage „ja" antworteten.

(C) Der relative Anteil an „ja"-Antworten ist für 0 am kleinsten und für 8 am höchsten.

(D) In Berlin ist der Anteil für fünf „ja"-Antworten größer als für alle anderen Anzahlen an „ja"-Antworten.

(E) In Hamburg haben 35% der Befragten dreimal mit „ja" geantwortet.

115. In der Physik überlagern sich Geschwindigkeiten, das heißt bewegen sich zwei Objekte in dieselbe Richtung, ergibt sich die Gesamtgeschwindigkeit aus der Summe der Einzelgeschwindigkeiten. Ein typisches Beispiel ist ein Reisender, der in einer Straßenbahn durch die Abteile läuft. Nachfolgend sind verschiedene Geschwindigkeiten einer Straßenbahn und eines Passagiers aufgezeichnet. Gesucht ist die Grafik, die die Geschwindigkeit des sich in der Straßenbahn bewegenden Passagiers widerspiegelt.

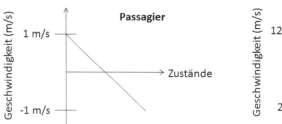 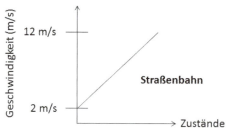

Welche Grafik gibt die Geschwindigkeit des in der Straßenbahn laufenden Passagiers wider?

(A)

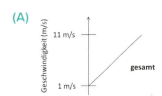

(B)

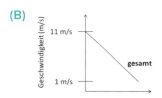

(C)

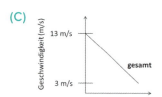

(D)

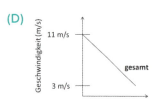

(E)

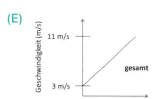

116. Da die Anzahl der durch LKWs verursachten Unfälle stark zugenommen hat, überprüft die Autobahnpolizei verstärkt LKW-Fahrer auf Trunkenheit am Steuer. In einem Maß-nahmenkatalog überprüft die Polizei den Pupillenreflex, die Artikulationsfähigkeit und die körperliche Konstitution, um zu testen, ob der Verdacht von Trunkenheit am Steuer vorliegt. Der Fall von Trunkenheit am Steuer liegt vor, wenn der Fahrer mindestens zwei von drei Tests des Maßnahmenkatalogs nicht besteht. Diejenigen Fahrer, die gemäß des Maßnahmenkatalogs als unbedenklich gelten, müssen zur Sicherheit einen Alko-holtest durchführen. Wird dabei ein erhöhter Alkoholpegel festgestellt, liegt ebenfalls der Verdacht der Trunkenheit am Steuer vor. Das nachfolgende Kreisdiagramm zeigt die relativen Anteile der Ergebnisse des Maßnahmenkatalogs (Zur Erklärung: 50% der Fahrer fallen im Punkt „Körperliche Konstitution" durch).

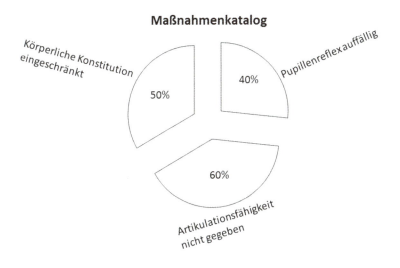

Maßnahmenkatalog

ERGEBNIS ALKOHOLTEST	
80% zulässiger Wert	20% unzulässiger Wert

Wie viele Fahrer erfüllen höchstens den Verdacht der Trunkenheit am Steuer, wenn insgesamt 200 Fahrer überprüft wurden?

(A) 100
(B) 112
(C) 120
(D) 136
(E) 150

117. Eine Klinik hat monatliche Fixkosten in Höhe von 100.000 €, die für Personal, geleaste Geräte und den Unterhalt des Geschäftswagens des Chefarztes anfallen. Diese Kosten fallen jeden Monat in gleicher Höhe an, sie sind demnach unabhängig von der Anzahl der Patienten, die in diesem Monat behandelt wird. In einer monatlichen Kalkulation möchte der Klinikleiter berechnen, welche Kosten in der Klinik im Durchschnitt pro behandelten Patienten anfallen. Hierfür legt der Klinikleiter die gesamten Fixkosten auf die Anzahl der Patienten um, damit er die durchschnittlichen Fixkosten pro Patient erhält. Die nachfolgende Abbildung dient als Hilfestellung zum Verständnis der Antwortmöglichkeiten.

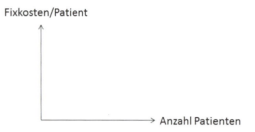

Welches Diagramm gibt den Zusammenhang zwischen Fixkosten pro Patient und der Anzahl der Patienten gemäß der vorangegangenen Abbildung wider?

(A)

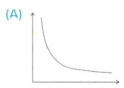

(B)

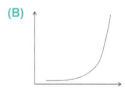

(C)

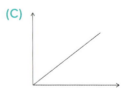

(D)

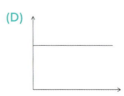

(E)

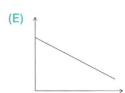

118. Eine oft tödlich endende Krankheit verläuft in vier Stadien. In einer breit angelegten Studie soll die Überlebenswahrscheinlichkeit von erkrankten Männern und Frauen ermittelt werden. Die Überlebenswahrscheinlichkeit eines Stadiums ergibt sich aus der Formel:

$$\frac{\text{Anzahl der Patienten am Ende des Stadiums}}{\text{Anzahl der Patienten zu Beginn des Stadiums}} * 100\%$$

In der nachfolgenden Tabelle sind die Daten von 10 000 Männern und 15 000 Frauen zusammengetragen, die an der Studie teilgenommen haben. Zu Beginn der Studie befanden sich alle Patienten im Stadium I.

KRANKHEITSSTADIEN	NOCH LEBENDE MÄNNER	NOCH LEBENDE FRAUEN
Beginn Stadium I	10 000	15 000
Ende Stadium I	8 000	11 500
Beginn Stadium II	8 000	11 500
Ende Stadium II	6 400	7 500
Beginn Stadium III	6 400	7 500
Ende Stadium III	4 480	6 500
Beginn Stadium IV	4 480	6 500
Ende Stadium IV	2 688	3 900

Welche Aussage lässt sich aus der Tabelle nicht ableiten?

(A) Die Überlebenswahrscheinlichkeit ist für Männer in den ersten beiden Stadien gleich hoch.

(B) Im Stadium IV sterben relativ gesehen die meisten Männer.

(C) Die durchschnittliche Überlebenswahrscheinlichkeit in Stadium I ist für Frauen höher als für Männer.

(D) Die meisten Frauen sterben in Stadium II.

(E) Mehr als 25% der Patienten überleben die Stadien I–IV der Krankheit.

119. Bei einer unsachgemäßen Einnahme von Medikamenten kann es zu Nebenwirkungen kommen, die sich im folgenden Beispiel durch Kopfschmerzen, Gliederschmerzen, Halluzinationen, Abgeschlagenheit und Übelkeit äußern können. In der nachfolgenden Tabelle sind die Anzahl der Fälle von Nebenwirkungen eingetragen, wobei insgesamt 1000 Patienten erfasst wurden, die je mindestens eine Nebenwirkung aufwiesen.

NEBENWIRKUNG	ANZAHL DER FÄLLE
Kopfschmerzen	825
Gliederschmerzen	375
Halluzinationen	125
Abgeschlagenheit	770
Übelkeit	450

Welche Aussage lässt sich aus der Tabelle nicht ableiten?

(A) Ein Patient mit Kopfschmerzen zeigt noch mindestens eine weitere Nebenwirkung.

(B) Mindestens 220 Patienten mit Abgeschlagenheit zeigen auch Übelkeit.

(C) Höchstens 77% der Patienten haben sowohl Kopfschmerzen als auch Abgeschlagenheit.

(D) Wenn keine Patienten sowohl Halluzinationen als auch Kopfschmerzen zeigen, zeigen 50 Patienten keine der beiden Nebenwirkungen.

(E) Die Wahrscheinlichkeit, dass ein zufällig ausgewählter Patient an Gliederschmerzen leidet, ist dreimal so hoch wie dass er Halluzinationen hat.

43

120. Ein Apotheker hat zwei verschiedene Möglichkeiten Medikament A aus verschiedenen Inhaltsstoffen und Rohstoffen selbst herzustellen. Je nach Mixtur benötigt er beispielsweise bei der ersten Variante 30 Einheiten von Inhaltsstoff 1, 50 Einheiten von
Inhaltsstoff 2 und 10 Einheiten von Inhaltsstoff 3. Um eine Einheit des Inhaltsstoffs 1
herzustellen, benötigt er wiederum 20 Einheiten des Rohstoffs 1 und 60 Einheiten des
Rohstoffs 2. Nach der gleichen Vorgehensweise können die benötigten Inhaltsstoffe
bzw. Rohstoffe der zweiten Mixtur ermittelt werden. Neben den beiden Mixturen hat
der Apotheker eine Preisliste der Inhalts- bzw. Rohstoffe vorliegen, anhand derer er
den Endpreis für eine Einheit des Medikaments A bestimmen kann. Hinweis: Variante 1
ist links, Variante 2 ist rechts dargestellt.

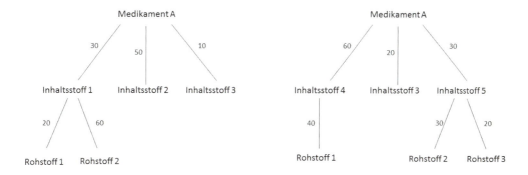

INHALTSSTOFF/ROHSTOFF	PREIS PRO EINHEIT
Inhaltsstoff 2	0,50 €
Inhaltsstoff 3	1,50 €
Rohstoff 1	0,20 €
Rohstoff 2	0,30 €
Rohstoff 3	1,00 €

**Welche Aussage lässt sich aus den Diagrammen und der Tabelle
nicht ableiten?**

(A) Eine Einheit des Medikaments A kostet den Apotheker mindestens 700 €.

(B) Zur Herstellung von 5 Einheiten des Medikaments A sind mindestens
4500 Einheiten des Rohstoffs 2 notwendig.

(C) Wird Medikament A nach der zweiten Variante hergestellt, kostet es den
Apotheker 680 € mehr je Einheit.

(D) Zur Herstellung von 20 Einheiten des Medikaments A sind 4800 Einheiten
des Rohstoffs 1 notwendig, wenn die zweite Variante gewählt wird.

(E) Die erste Variante verbraucht doppelt so viele Einheiten des Rohstoffs 2
wie die zweite Variante.

ÜBUNGSAUFGABEN · SIMULATION 5

2

6. SIMULATION 6

121. Bei Patienten mit besonders gravierender Schmerzproblematik reichen gängige Schmerz-mittel wie Paracetamol nicht mehr aus. In solchen Fällen greift man häufig auf Opiate (aus dem Schlafmohn gewonnene, chemische Alkaloide) oder auf Opioide (synthetisch hergestellte Substanzen, welche an den gleichen Rezeptoren wirken wie Opiate und somit eine ähnliche Wirkung entfalten) zurück. Aufgrund der starken Nebenwirkun-gen und des hohen Abhängigkeitspotentials ist man jedoch stets bemüht diese Medi-kamente zu vermeiden bzw. deren Dosis niedrig zu halten. Das folgende Diagramm beschreibt den jährlichen Rückgang ausgestellter Opioidrezepte pro 1000 Einwohner (bezogen auf alle erhältlichen Opioidpräparate). Bei den genannten Medikamenten handelt es sich um 3 häufig verwendete Opioid-Präparate. Zur Vereinfachung wird angenommen, dass die Anzahl der Bevölkerung konstant bei 80 Mio. Einwohnern lag.

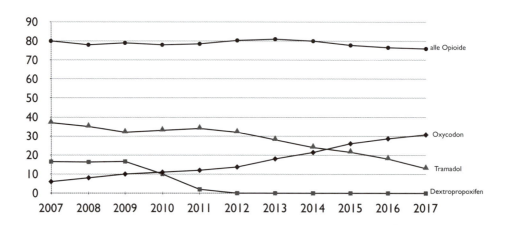

Welche der folgenden Aussagen trifft am ehesten zu?

(A) Zwischen 2012 und 2017 wurden keine Rezepte für das Präparat Dextropropoxifen ausgestellt.

(B) Seit 2007 wurden jährlich ungefähr 640 000 Opioid-Rezepte weniger ausgestellt als im entsprechenden Vorjahr.

(C) Insgesamt wurden gegen Ende des dargestellten Zeitraums weniger Opioid-Rezepte ausgestellt als zu Beginn.

(D) Bezogen auf 2010 hatte die Anzahl der ausgestellten Oxycodon-Rezepte 2014 um 100% zugenommen.

(E) Im Jahr 2015 handelte es sich ca. bei jedem vierten verschriebenen Opioidpräparat um Tramadol.

122. Unter Komorbidität versteht man in der Medizin das Auftreten zusätzlicher Krankheiten im Rahmen einer Grunderkrankung. Man spricht dann auch von Begleiterkrankungen. Ein kausaler Zusammenhang ist nicht notwendig. Die gegebene Tabelle zeigt die Prävalenz (Häufigkeit) von psychiatrischen Erkrankungen auch mit Bezug auf eine gleichzeitig vorliegende Epilepsie.

	EPILEPSIE	ALLGEMEINBEVÖLKERUNG
Depression	11–80%	3–17%
Angst-/Panik	5–25%	0,5–7%
Psychosen	2–9%	0,2–1%
Dissoziative Anfälle	10–20%	0,002–0,033%

Welche der folgenden Aussagen trifft zu?

(A) Das Risiko an einer Depression zu erkranken ist bis zu 27 mal höher wenn eine Epilepsie vorliegt.

(B) Die Anzahl der Epilepsiepatienten ist mindestens 10 mal höher als die Anzahl der Patienten, die unter einer Panik- oder Angststörung leiden.

(C) Epilepsiepatienten weisen mindestens eine weitere psychiatrische Erkrankung auf.

(D) Die Wahrscheinlichkeit, dass ein Patient mit Dissoziativen Anfällen an einer Epilepsie erkrankt liegt bei durchschnittlich 15%.

(E) Die Prävalenz einer Depression ist bis zu 8 mal höher als die einer Angst- bzw. Panikstörung.

123. In der Medizin werden zwei Arten von Schlaganfällen (Stroke) unterschieden, welche sich in ihrer Ursache unterscheiden. In ca. 80% der Fälle handelt es sich um einen sogenannten ischämischen Hirninfarkt, bedingt durch einen Gefäßverschluss. In allen anderen Fällen liegt eine Hirnblutung (hämorrhagischer Infarkt) vor. Im schlimmsten Fall verstirbt der Patient. Überlebt der Patient, dann finden sich häufig neurologische Restsymptome deren Schweregrad variiert und von vielen unterschiedlichen Faktoren abhängig ist. Im nachfolgenden Diagramm sind unterschiedliche Ergebnisse von Strokepatienten in einem Krankenhaus in Abhängigkeit ihres Alters und Strokeursache gegeben.

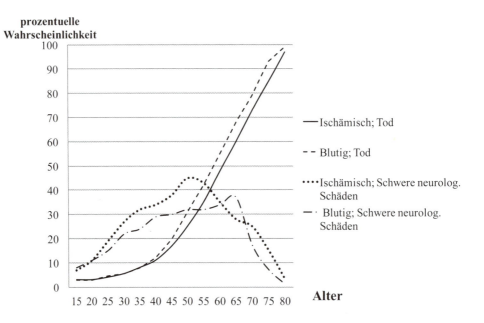

Welche der nachfolgenden Aussagen über das gegebene Diagramm ist/sind korrekt?

I. Ab dem 40. Lebensjahr steigt das Risiko, einen blutigen Schlaganfall zu erleiden, stärker an, als einen ischämischen Schlaganfall zu erleiden.

II. Das Risiko, im Alter von 60 Jahren an einem ischämischen Schlaganfall zu versterben, ist ungefähr 25% höher als im Alter von 50 Jahren.

III. Ab dem 75. Lebensjahr überlebt in der Regel kein Patient einen Schlaganfall, ohne schwere neurologische Restsymptome aufzuweisen.

(A) Nur Aussage I ist korrekt.

(B) Nur Aussage II ist korrekt.

(C) Nur Aussage III ist korrekt.

(D) Nur die Aussagen I und II sind korrekt.

(E) Nur die Aussagen II und III sind korrekt.

124. Depression gilt als eine der häufigsten psychiatrischen Erkrankungen heutzutage. Da die Symptomatik vielseitig ist und die Symptome unterschiedlich stark ausgeprägt sein können, ist die Diagnose oft nicht einfach und wird häufig spät gestellt oder gar übersehen. Symptome werden oft missinterpretiert oder in einen falschen Zusammenhang gestellt. Die nachfolgende Abbildung zeigt die Symptome bzw. Symptomkombinationen aufgrund derer Patienten, bei denen im späteren Verlauf eine Depression festgestellt wurde, ihren Hausarzt im Jahr 2017 aufsuchten. Dabei entspricht die ganze Fläche eines Vierecks jeweils 100% und die Größe steht repräsentativ für die Anzahl der Patienten.

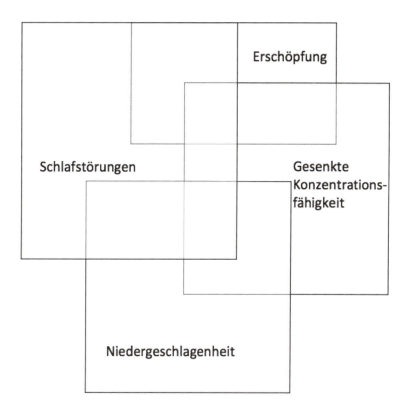

Welche der folgenden Aussagen lässt sich ableiten?

(A) Etwa ein Viertel der genannten Patienten, welche an Erschöpfung litten, wurde gleichzeitig von Schlafstörungen geplagt.

(B) 2017 litten deutlich mehr Depressionspatienten an Schlafstörungen als an Erschöpfung.

(C) Etwa 38% der depressiven Patienten, die ihren Hausarzt wegen Erschöpfung aufsuchten, wiesen gleichzeitig Konzentrationsschwierigkeiten auf.

(D) Von den depressiven Patienten, welche aufgrund gleichzeitig vorliegender Schlafstörung und gesenkter Konzentrationsfähigkeit ihren Hausarzt aufsuchten, litten mehr Patienten zusätzlich an Erschöpfung als an Niedergeschlagenheit.

(E) Depressive Patienten leiden nicht gleichzeitig an Erschöpfung und Niedergeschlagenheit.

125. Das nachfolgende Diagramm zeigt sowohl die erbrachte Leistung eines Muskels als auch die Verkürzungsgeschwindigkeit des Muskels in Abhängikkeit von der Last (Gewichtskraft in % der Maximalkraft) bei einer physiologischen Muskelkontraktion. Dabei errechnet sich die erbrachte Leistung P indem die zu befördernde Last mit der Verkürzungsgeschwindigkeit des Muskels multipliziert wird.

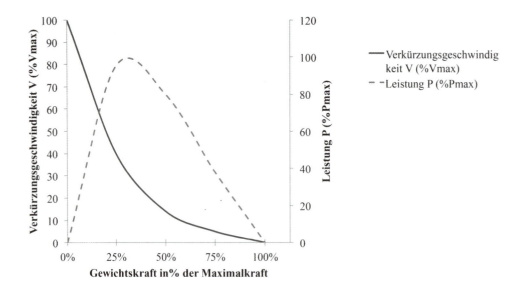

Welche der nachfolgenden Aussagen über das gegebene Diagramm ist/sind korrekt?

(A) Bei einer Last von ungefähr 20% der Maximallast weisen sowohl die Verkürzungsgeschwindigkeit als auch die Leistung den selben Prozentwert ihres Maximalwertes auf.

(B) Im Bereich von 0–25% der Maximallast liegt ein proportionaler Zusammenhang zwischen Verkürzungsgeschwindigkeit und Gewichtskraft vor.

(C) Nach dem Erreichen der Maximalkraft sinkt die Leistung kontinuierlich ab.

(D) Aufgrund der kürzeren zurückzulegenden Strecke lässt sich bei kürzeren Muskeln eine schnellere Kraftentwicklung beobachten.

(E) Prozentual gemessen am jeweiligen Maximalwert ist die Leistung bei 25% der Maximalkraft ungefähr doppelt so groß wie die Verkürzungsgeschwindigkeit.

126. Als Sensitivität bezeichnet man in der Medizin die Wahrscheinlichkeit, mit der eine Untersuchungsmethode einen kranken Patienten auch als „krank" identifiziert (das Testergebnis ist also richtig positiv). Wird ein Kranker fälschlicherweise als „gesund" eingestuft ist das Ergebnis falsch negativ. Die Basis wird dabei von allen Kranken gebildet. Die Spezifität hingegen gibt die Wahrscheinlichkeit an, mit der ein gesunder Patient als „gesund" identifiziert wird (richtig negatives Testresultat). Wird ein gesunder Patient fälschlicherweise als „krank" eingestuft, ist das Ergebnis falsch positiv. Hier besteht die Basis aus allen Gesunden. Die nachfolgenden Tabellen zeigen die Sensitivität und Spezifität zweier radiologischer Bildgebungsverfahren in Abhängigkeit von unterschiedlichen zugrunde liegenden Erkrankungen, welche mit erhöhter Asbestexposition im Zusammenhang stehen. Es werden dabei unterschiedliche Zeiträume miteinander verglichen.

Zeitraum: 1989–1999	RÖNTGEN		CT	
	Sensitivität	Spezifität	Sensitivität	Spezifität
PLAQUES	79%	93%	76%	94%
ASBESTOSE GRAD II–IV	93%	84%	90%	92%
TUMOR	85%	100%	92%	100%

Zeitraum: 2000–2009	RÖNTGEN		CT	
	Sensitivität	Spezifität	Sensitivität	Spezifität
PLAQUES	73%	93%	67%	93%
ASBESTOSE GRAD II–IV	25%	98%	17%	96%
TUMOR	80%	91%	87%	90%

Die nachfolgenden Aussagen beziehen sich ausschließlich auf die genannten Asbest-assoziierten Diagnosen und die beiden Untersuchungsmethoden. Welche der folgenden Aussagen trifft dabei am wenigsten zu?

(A) Im Zeitraum 2000–2009 war die Wahrscheinlichkeit, ein falsch negatives Testresultat zu erhalten, höher als im Zeitraum 1989–1999.

(B) Die Wahrscheinlichkeit einen erkrankten Patienten als solchen mit Hilfe eines CTs zu identifizieren war im ersten Zeitraum höher als mit Hilfe einer Röntgenuntersuchung im zweiten Zeitraum.

(C) Die Wahrscheinlichkeit, dass ein Gesunder im Zeitraum 1989–1999 fälschlicherweise mit Plaques diagnostiziert wurde, lag bei maximal 7%.

(D) Insgesamt betrachtet nahmen sowohl die Sensitivität als auch die Spezifität der CT-Untersuchungen im Laufe der Zeit eher ab.

(E) Im Zeitraum 2000–2009 war die Wahrscheinlichkeit mit Hilfe einer Röntgenuntersuchung Asbest-assoziierte Plaques diagnostiziert zu bekommen ungefähr drei Mal höher als eine Asbestose Grad II–IV diagnostiziert zu bekommen.

127. Während des Schlafs durchläuft der Mensch unterschiedliche Schlafphasen. Besonders interessant für die Wissenschaft ist dabei die Unterteilung in REM-Schlaf und Non-REM-Schlaf (alle Phasen, die nicht zur REM-Phase gehören), wobei REM für rapid eye movement steht. Wie der Name bereits verlauten lässt, ist die REM-Phase durch intensive Augenbewegungen charakterisiert. Weiterhin stellt sie jedoch auch die Phase dar, in welcher man träumt. Die unterschiedlichen Schlafphasen werden im Laufe einer Nacht mehrmals durchlaufen. Die nachfolgenden Diagramme zeigen zum einen die Abhängigkeit der unterschiedlichen Schlafphasen vom Alter und zum anderen repräsentativ die Schlafzyklen eines typischen Schlafverlaufs.

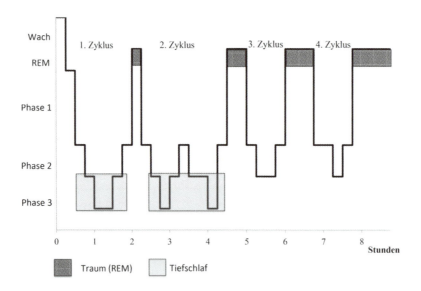

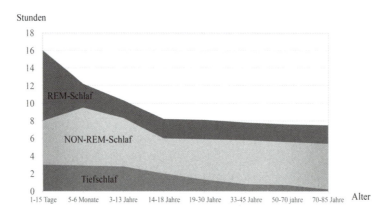

Welche der folgenden Aussagen lässt sich anhand der Diagramme ableiten?

(A) Der Anteil des REM-Schlafs am Gesamtschlaf nimmt in den ersten 18 Lebensjahren kontinuierlich ab.

(B) Tiefschlafphasen werden während des gesamten Schlafverlaufs erreicht.

(C) Ab dem 14. Lebensjahr macht der REM-Schlaf ungefähr 25% des Gesamtschlafs aus.

(D) Je älter man wird, desto länger werden die Tiefschlafphasen.

(E) Man muss einen kompletten Schlafzyklus durchlaufen bevor man wieder die Tiefschlafphase erreichen kann.

128. Das Herz ist in vier verschiedene Räume aufgeteilt welche nacheinander von venösem Blut durchflossen werden um nach dessen Oxygenierung wieder in den Körper gepumpt zu werden. Jeweils rechts und links finden sich sowohl ein Vorhof (Atrium) und eine Kammer (Ventrikel). Um eine kontinuierliche Pumpleistung zu gewähren, durchläuft das Herz unterschiedliche Phasen, die Systole (Kontraktionsphase) und die Diastole (Dilatationsphase), welche selbst noch einmal in jeweils 2 Phasen unterteilt werden können (siehe Diagramm). Die jeweiligen Phasen sind durch Druck- und Volumenunterschiede gekennzeichnet. Eine Herzaktion ist vollständig abgeschlossen, wenn alle Phasen einmal abgelaufen sind. Das nachfolgende Diagramm zeigt sowohl die Drücke im linken Teil des Herzens und der Aorta als auch das Füllungsvolumen der linken Kammer. Hinweis: Die Abszisse ist linear.

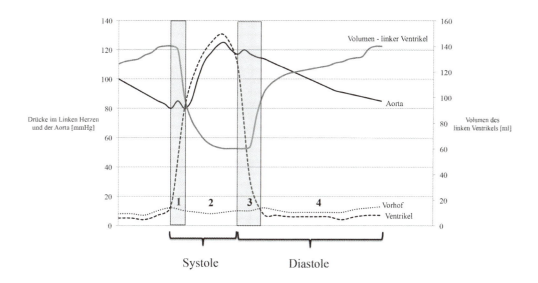

Welche der folgenden Aussagen lässt sich nicht aus dem gegebenen Diagramm ableiten?

(A) Im linken Ventrikel findet der größte Volumenanstieg während der Entspannungsphase statt.

(B) Bei einem Ruhepuls von 60 Schlägen/min dauert die Kontraktionsphase ungefähr 0,3 Sekunden.

(C) Bei niedrigem Druck im linken Ventrikel bleibt das Blutvolumen im linken Ventrikel weitgehend konstant.

(D) Der linke Ventrikel des Herzens erreicht sein Druckmaximum wenn das Restvolumen ca. 60% des maximalen Füllungsvolumens entspricht.

(E) Im Ruhezustand beträgt der Druck in der Aorta zwischen 80 und 125 mmHg und steigt während der Austreibungsphase weitgehend parallel zum Druck im linken Ventrikel.

129. Das Gefäßsystem des Körpers kann im Grunde genommen folgendermaßen verein-facht werden: Blut fließt vom Herzen über den arteriellen Teil in das Kapillarnetz, in welchem der Stoffaustausch abläuft, von dort in das venöse System und schließlich wieder zum Herzen. Zwar werden die Gefäße bis hin zum Kapillarnetz immer feiner und der individuelle Gefäßdurchmesser nimmt ab. Jedoch erhöht sich die Anzahl der Gefäße so stark, dass der Gesamtquerschnitt steigt. Beim Übergang vom Kapillarnetz zum venösen System passiert das Gegenteil. Betrachtet man dabei die Strömungs-geschwindigkeit in Abhängigkeit zur Gefäßstrecke, so verhält sich diese genau invers zum Gesamtquerschnitt. Der mittlere Blutdruck ist im arteriellen System am höchsten und im venösen System am niedrigsten. In beiden Systemen bleibt er zum größten Teil konstant.

Welche der schematischen Diagramme gibt die im Text genannten Verhältnisse am ehesten wieder? Die x-Achse beschreibt dabei die gesamte Gefäßstrecke.

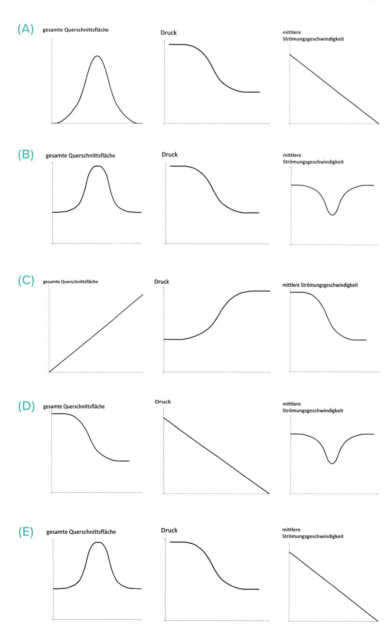

130. Die nachfolgenden Diagramme zeigen die Anzahl der Mitarbeiter eines Krankenhauses mit Patientenkontakt und deren entsprechende Berufsverteilung. Um die Zahlen anschaulicher zu gestalten, wurde lediglich auf eine Dezimalstelle gerundet.

Anzahl der Mitarbeiter

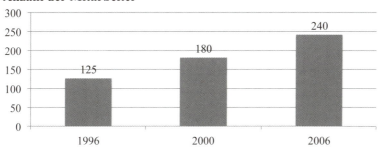

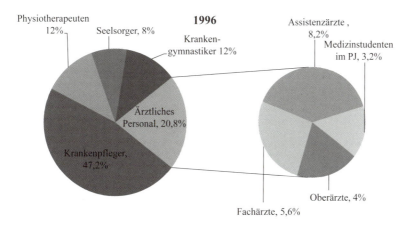

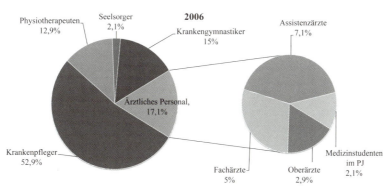

Welche der folgenden Aussagen trifft am wenigsten zu?

(A) Im Zeitraum von 1996 bis 2006 nahm die Anzahl des ärztlichen Personals um ca. 15 Mitarbeiter zu.

(B) Vorausgesetzt, dass im genannten 10-Jahreszeitraum alle Berufsgruppen eine kontinuierliche Veränderung erfuhren, gab es im Jahr 2000 mehr Krankenpfleger als 1996.

(C) Die Anzahl der Krankengymnastiker hat sich innerhalb von 10 Jahren mehr als verdoppelt.

(D) Die Zahl der Assistenzärzte nahm bis 2006 um ca. 1% zu.

(E) Die Anteil der Seelsorger wurde zwischen 1996 und 2006 um in etwa 75% verringert.

131. In einer umfangreichen Studie wurden im Zuge eines Experiments die insulinstimulierte Glucoseaufnahme an den Beinen der Probanden sowie die Glucoseaufnahme des gesamten Körpers untersucht. Das Experiment wurde sowohl an Diabetikern als auch an einer gesunden Kontrollgruppe durchgeführt.

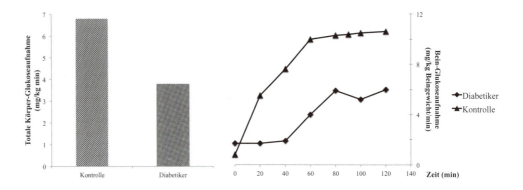

Welche der folgenden Aussagen trifft/treffen am ehesten zu?

I. Bei sowohl der Diabetikergruppe als auch bei der Kontrollgruppe stieg die Glucoseaufnahme am Bein innerhalb der ersten 2 Stunden durchgehend an.

II. Nach ca. 60 Minuten fand bei der Kontrollgruppe fast keine Glucoseaufnahme mehr am Bein statt.

III. Die Menge an Glucose pro Kilogramm Körpergewicht, die ein Diabetiker aufnehmen kann ist im Vergleich zu einem Patienten der Kontrollgruppe um ca. 45% reduziert.

(A) Keine der Aussagen trifft zu.
(B) Nur Aussage II trifft zu.
(C) Nur Aussage III trifft zu.
(D) Die Aussagen I und II treffen zu.
(E) Die Aussagen II und III treffen zu.

132. Um die Lungenfunktion eines Patienten für diagnostische Zwecke zu untersuchen ist im klinischen Alltag die Spirometrie gebräuchlich. Dabei werden verschiedene Funktionen der Lunge überprüft; die forcierte Vitalkapazität (FVC), das forcierte 1-Sekundenvolumen (FEV1), und die mittlere Atemstromstärke wenn noch X% der Vitalkapazität in der Lunge sind (MEF X). Damit eine chronisch obstruktive Lungenerkrankung (COPD) diagnostiziert wird, muss FEV1/FVC ≤ 0,7 gelten (ohne Medikamentgabe). Die COPD kann dann noch einmal in unterschiedliche Schweregrade eingeteilt werden.

Tabelle 1

	NORMALWERT	VORHER	% DER NORM (VORHER)	NACHHER	% DER NORM (NACHHER)
FVC [L]	3,7	3,94	106	4,31	117
FEV1 [L]	3,18	2,83	89	3,25	102
FEV1 / FVC [%]		71,16		75,39	
MEF 75 [L/S]	6,08	3,44	57	5,19	85
MEF 50 [L/S]	4,27	1,96	46	3,11	73
MEF 25 [L/S]	1,73	0,96	56	1,36	79

Tabelle 2

SCHWEREGRAD	FEV1
I	≥ 80% des Normalwertes
II	50–79% des Normalwertes
III	30–49% des Normalwertes
IV	< 30% des Normalwertes

Tabelle 1 zeigt die Testergebnisse eines Patienten vor und nach der Gabe eines Bronchodilatators. Tabelle 2 zeigt die Kriterien der verschiedenen COPD-Schweregrade. Welche Aussage trifft zu?

(A) Bei dem Patienten liegt eine COPD Grad I vor.
(B) Nach der Gabe des Bronchodilatators lag die forcierte 1-Sekundenkapazität im Normalbereich.
(C) Der Bronchodilatator sorgte für eine Steigerung des MEF 75-Wertes um 28%.
(D) Ein reduzierter FVC-Wert verursacht in der Regel eine COPD.
(E) Die forcierte Vitalkapazität stieg um 370 ml durch die Verabreichung des Bronchodilatators.

133. Um zu prüfen, wie gut der Blutzucker eines Diabetespatienten eingestellt ist, kann man sich mehrerer Werte bedienen. Am gängigsten ist dabei der normale Blutzuckerspiegel welcher jedoch nur den aktuellen Blutzuckergehalt widerspiegelt. Somit gibt dieser Wert keine Auskunft über die Ernährungsgewohnheiten eines Patienten. Um den Blutzuckerspiegel retrospektiv für die letzten Wochen beurteilen zu können, wird der HbA1c-Wert (der sogenannte Langzeitblutzucker) verwendet. Dieser wird in % oder mmol/mol angegeben und lässt sich über eine Formel in einen durchschnittlichen Blutzuckerwert der letzten 4–12 Wochen umrechnen. Am gegebenen Diagramm lassen sich die korrespondierenden Werte ablesen. Ein HbA1c-Wert von 50–65 mmol/mol wird als normal angesehen. Außerhalb dieses Bereiches muss man kurz- oder langfristig mit Komplikationen rechnen.

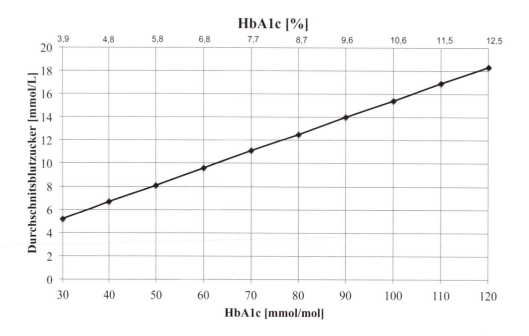

Welche der folgenden Aussagen lässt sich nicht ableiten?

(A) Der Referenzbereich für den Langzeitblutzucker liegt ungefähr zwischen 5,8–7,3%.

(B) Der Durchschnittsblutzucker ist proportional zum HbA1c-Wert.

(C) Eine Steigerung des HbA1c-Wertes um einen Prozentpunkt entspricht einer Erhöhung des Durchschnittsblutzuckers um ca. 1,5 mmol/L.

(D) Ein Patient mit einem Durchschnittsblutzuckerwert von 8,1 mmol/L befindet sich am unteren Spektrum der Norm.

(E) Liegt der HbA1c-Wert eines Patienten bei 85 mmol/mol vor, so kann der aktuelle Blutzuckerspiegel trotzdem im Normbereich liegen.

134. Mit dem Alter nimmt das Hörvermögen allmählich ab, wobei der Hörverlust frequenz-abhängig ist. Dieser Zusammenhang ist im nachfolgenden Diagramm beschrieben.

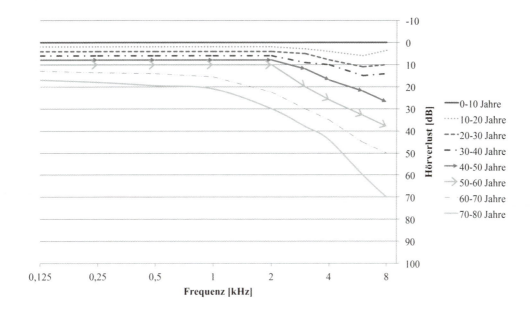

Welche Aussage zum gegebenen Diagramm lässt sich am ehesten ableiten?
Hinweis: Höhere Frequenzen führen zu höheren Tönen.

(A) In der Gruppe der 40–50-Jährigen gibt es erst ab 2 kHz einen Hörverlust.

(B) Unter den 60–70-Jährigen gibt es ab 2 kHz einen Hörverlust von ca. 15 dB/kHz.

(C) Ab 70 Jahren hört man Töne mit einer Frequenz von 8 kHz nicht lauter als 30 dB.

(D) Der Hörverlust bei 2 kHz in der Gruppe der 70–80-Jährigen ist vergleichbar mit dem Hörverlust bei 3 kHz in der Gruppe der 60–70-Jährigen.

(E) Der Hörverlust nimmt mit steigender Frequenz durchgehend zu.

135. Das nachfolgende Diagramm zeigt die absolute Anzahl der Todesfälle aufgrund von sowohl malignen Neoplasien generell (Ordinate), als auch malignen Neoplasien der Blase für verschiedene Länder im Jahr 2016.

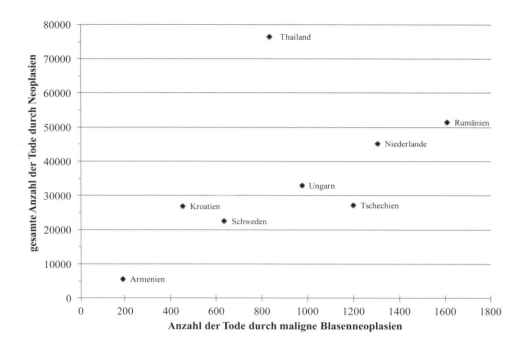

Welche der folgenden Antwortmöglichkeiten lässt sich am ehesten ableiten?

(A) In Thailand gab es 2016 eine außergewöhnlich hohe Sterberate durch maligne Blasenneoplasien verglichen mit den anderen vertretenen Ländern.

(B) In den Niederlanden gab es 2016 ein größeres Risiko an einer malignen Blasenneoplasie zu versterben als in Tschechien.

(C) In Armenien ist das Risiko für maligne Blasenneoplasien am geringsten.

(D) 2016 starben in Ungarn mehr Menschen an malignen Neoplasien als in Tschechien. Allerdings starben im selben Jahr in Tschechien mehr Menschen an einer malignen Blasenneoplasie als in Schweden.

(E) Rumänien hat im Vergleich der aufgeführten Länder die höchste Rate an malignen Neoplasien der Blase.

136. Das nachfolgende Diagramm aus dem Jahr 2016 zeigt die prozentualen Anteile unterschiedlicher Krebstypen an allen Krebsfällen jeweils für beide Geschlechter.

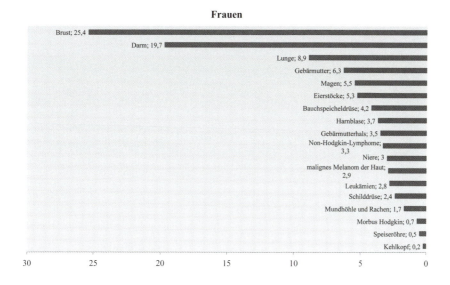

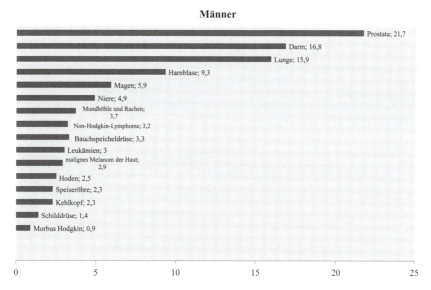

Welche der folgenden Aussagen lässt sich aus dem Diagramm nicht ableiten?

(A) Bei beiden Geschlechtern war der Anteil der Non-Hodgkin-Lymphome 2016 etwa gleich groß.

(B) 2016 war der Anteil der Männer, die an entweder Prostata oder Mundhöhlen- bzw. Rachenkrebs erkrankt waren, gleich groß wie der Anteil der Brustkrebsfälle unter den Frauen.

(C) 2016 hatte eine von vier Krebspatientinnen Brustkrebs.

(D) Mehr Männer erkrankten 2016 an Nierenkrebs als Frauen an Leukämien.

(E) In der Gruppe der Frauen war der Anteil der Lungenkrebspatienten um 6 Prozentpunkte größer als der Anteil der Patienten mit einem malignen Melanom.

137. Um Signale im Körper weiterzuleiten, besitzt der Mensch unterschiedliche Nervenfaser-typen. Diese Typen unterscheiden sich in diversen Parametern und vor allem auch in ihrer Qualität (d.h. welche Art der Empfindung sie weiterleiten). Hinweis: afferent = hinleitend; efferent = wegleitend

FASERTYP	LEITUNGS-GESCHWINDIGKEIT	MYELINSCHEIDE	DURCHMESSER (µm)	EFFERENT ZU	AFFERENT VON UND/ODER QUALITÄT
Aα	60–120 m/s	Ja (dick)	10–20	Skelettmuskel (extrafusal)	Skelettmuskel: Muskelspindel, Golgi-Sehnen-organ
Aβ	40–90 m/s	Ja	5–12		Haut-rezeptoren (Berührung, Druck)
Aγ	20–50 m/s	Ja	4–8	Skelettmuskel (intrafusal)	
Aδ	10–30 m/s	Ja (dünn)	2–5		Haut-rezeptoren (Temperatur, schneller Schmerz)
B	5–20 m/s	Ja (dünn)	1–3	Präganglio-näre Viszero-efferenzen	
C	0,5–2 m/s	Nein	0,5–1,5	Postganglio-näre Viszero-efferenzen	langsamer Schmerz, Thermo-rezeptoren

Welche der nachfolgenden Aussagen zur gegebenen Tabelle lässt sich ableiten?

(A) Nerven vom Fasertyp A leiten immer mit einer Geschwindigkeit von mindestens 10 m/s und besitzen zudem immer eine dicke Myelinscheide.

(B) A-Fasern, die ihre Signale zu Hautrezeptoren weiterleiten haben einen Maximaldurchmesser von 12 µm.

(C) Nervenfasern vom B-Typ leiten zu präganglionären Viszeroafferenzen.

(D) Fasern, die ihr Signal zu Skelettmuskeln leiten, leiten dieses Signal in jedem Fall schneller als Fasern, die ihr Signal zu Prä- oder postganglionären Viszeroefferenzen leiten.

(E) Schneller Schmerz wird um mindestens 400% schneller geleitet als langsamer Schmerz.

138. Die Abbildungen zeigen, jeweils für Männer und Frauen, den Anteil unterschiedlicher Todesursachen an allen Todesursachen für zwei unterschiedliche Jahre. Die Tabelle zeigt dabei die absolute Anzahl der Todesfälle für die jeweiligen Jahre. Beispiel: 2011 waren bei den Frauen Krankheiten des Kreislaufsystems ursächlich für 40% aller Todesfälle. 2017 waren es nur noch ca. 38%.

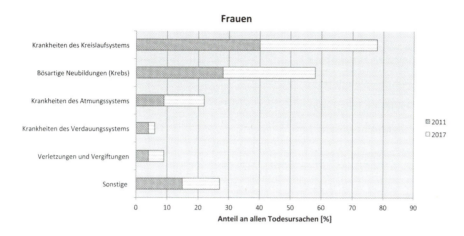

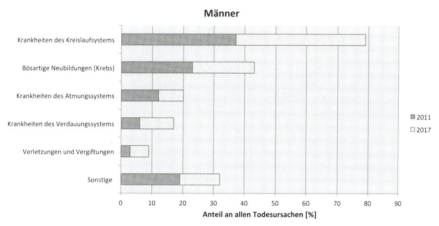

	2011	2017
MÄNNER	558 920	460 400
FRAUEN	398 571	403 890

Welche Schlussfolgerung lässt sich aus den Abbildungen korrekterweise ableiten?

(A) Im Jahr 2011 starben mehr Männer an einer Erkrankung des Kreislaufsystems als im Jahr 2017.

(B) 2011 starben ungefähr genauso viele Männer wie Frauen an sonstigen Ursachen.

(C) Bei jedem fünften Mann der 2017 starb war eine Krankheit des Atmungssystems ursächlich.

(D) In den Jahren zwischen 2011 und 2017 blieb der Anteil der an bösartigen Neubildungen erkrankten Frauen konstant bei etwa 28%.

(E) Männer waren 2017 häufiger von Krankheiten des Verdauungssystems betroffen als Frauen.

139. Der Menstruationszyklus der Frau beginnt mit der Abstoßung der funktionellen Gebär-mutterschleimhaut (Desquamation) und läuft üblicherweise innerhalb von 28 Tagen einmal komplett ab. Dabei werden verschiedene Phasen unterschieden. Wichtig sind dabei die unterschiedlichen Hormone, deren Konzentrationen im Blut sich während dieser Periode ändern. Die Abbildungen beziehen sich auf die unterschiedlichen Hormonkonzentrationen, wenn die Befruchtung der Eizelle ausbleibt.

Desquamationsphase	1.–4. Zyklustag
Proliferationsphase	5.–14. Zyklustag
Ovulation (Eisprung)	14. Zyklustag
Sekretionsphase	15.–24. Zyklustag
Ischämische Phase	Ab 25. Zyklustag

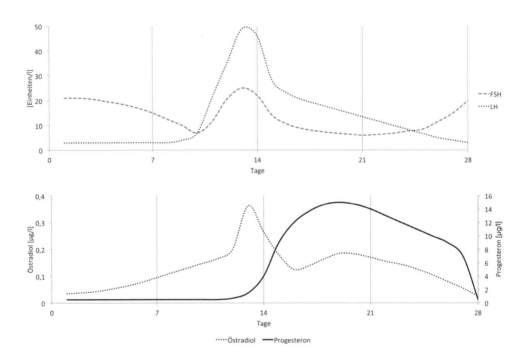

Welche der folgenden Aussagen ist aus den Graphiken herleitbar?

(A) Der Östradiolspiegel steigt und sinkt parallel mit dem FSH-Spiegel.

(B) Zu Beginn der Sekretionsphase sind die Östradiol- und Progesteronspiegel gleich groß.

(C) In der Sekretionsphase erreicht Progesteron seine höchste und Östradiol seine niedrigste Konzentration.

(D) Die maximale tägliche Konzentrationssteigerung von LH ist um bis zu 1400% höher als die minimale tägliche Konzentrationssenkung von LH.

(E) Sowohl die Konzentrationen von LH als auch von Progesteron weisen während der ischämischen Phase einen linearen Verlauf auf.

140. Enzyme beschleunigen (katalysieren) biochemische Prozesse im Körper. Dabei lassen sich gewisse Enzyme, welche dieselbe Reaktion katalysieren, in ihrer Geschwindigkeit (v) unterscheiden. Wie schnell ein Prozess abläuft hängt von der Bereitschaft der Enzyme Substrate zu binden ab (Affinität). Je höher die Affinität ist, desto schneller wird das Substrat umgesetzt. Ein Maß dafür ist die Michaelis-Menten-Konstante (Km), welche diejenige vorliegende Substratkonzentration darstellt, bei der die Hälfte der Enzymmoleküle mit Substrat beladen ist und somit 50% der maximalen Reaktionsgeschwindigkeit (vmax) erreicht sind. Eine hohe Affinität wird demnach durch einen niedrigen Km-Wert ausgedrückt. Abbildung 1 zeigt das Michaelis-Menten-Diagramm für 2 Enzyme mit gleicher Substratspezifität und gleichem vmax aber unterschiedlichem Km-Wert. Zur Auswertung können die Parameter so dargestellt werden, dass sich eine Gerade ergibt (siehe schematische Abb. 2).

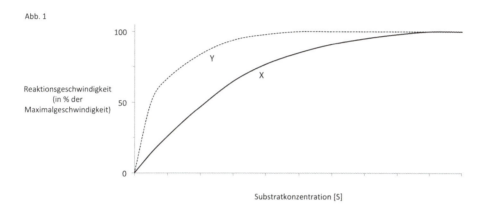

Abb. 1

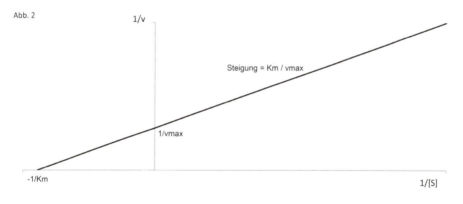

Abb. 2

Prüfen Sie folgende Aussagen:

I. Enzym X hat einen niedrigeren Km-Wert als Enzym Y.
II. Die Gerade gemäß Abbildung 2 von Enzym Y wäre steiler als die entsprechende Gerade von Enzym X.
III. Eine Reaktion kann jederzeit durch die Zugabe von mehr Substrat beschleunigt werden.

(A) Keine Aussage ist korrekt.
(B) Nur Aussage I ist korrekt.
(C) Die Aussagen I und II sind korrekt.
(D) Die Aussagen II und III sind korrekt.
(E) Alle Aussagen sind korrekt.

141. Für die Biosynthese (Herstellung) von Proteinen im Körper werden Aminosäuren benötigt. Im Zuge der Translation werden diese durch verschiedene 3er-Kombinationen der 4 Basen Uracil (U), Cytosin (C), Adenin (A) und Guanin (G) verschlüsselt. Eine Sequenz beginnt immer mit der Aminosäure Methionin (Met) und endet durch eine „Stopp-Kombination". Die abgebildeten Tabellen zeigen den Code der einzelnen Aminosäuren und eine Einteilung einiger Aminosäuren in Gruppen. Hinweis: Die möglichen Kombinationen für die Aminosäure Phe lauten: UUU und UUC.

1. POSITION	2. POSITION				3. POSITION
	U	C	A	G	
U	PHE	SER	TYR	CYS	U
	PHE	SER	TYR	CYS	C
	LEU	SER	STOPP	STOPP	A
	LEU	SER	STOPP	TRP	G
C	LEU	PRO	HIS	ARG	U
	LEU	PRO	HIS	ARG	C
	LEU	PRO	GLN	ARG	A
	LEU	PRO	GLN	ARG	G
A	ILE	THR	ASN	SER	U
	ILE	THR	ASN	SER	C
	ILE	THR	LYS	ARG	A
	MET	THR	LYS	ARG	G
G	VAL	ALA	ASP	GLY	U
	VAL	ALA	ASP	GLY	C
	VAL	ALA	GLU	GLY	A
	VAL	ALA	GLU	GLY	G

UNGELADEN	ALIPHATISCH	Gly
		Ala
		Val
		Leu
		Ile
	AROMATISCH	Phe
		Tyr
		Trp
	AMIDE	Asn
		Gln
	SCHWEFEL-HALTIG	Cys
		Met
	ANDERE	Ser
		Thr
		Pro
GELADEN	SAUER	Asp
		Glu
	BASISCH	Lys
		Arg
	NEUTRAL	His

Welche der folgenden Aussagen lässt sich somit nicht herleiten?

(A) Jeder Code fängt mit einer aromatischen Base an und hört mit einer Adenin- oder Guanin-Base auf.

(B) Von den unterschiedlichen Aminosäuren, deren Code mit einer Guanin-Base endet, zählen weniger als ⅓ zu den aliphatischen Aminosäuren.

(C) Es gibt doppelt so viele Codierungsmöglichkeiten für Leu wie für Ile.

(D) 87,5% aller basischen Aminosäure-Codes enthalten mindestens eine Guanin-Base.

(E) Knapp ein Drittel des genetischen Codes codiert für aliphatische Aminosäuren.

142. Die Abbildung zeigt den prozentualen Anteil verschiedener Organe am Ruheenergie-umsatz in Abhängigkeit vom Alter.

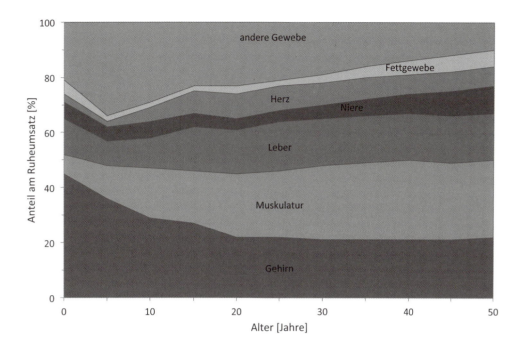

Prüfen Sie folgende Aussagen:

I.   Das Fettgewebe hat durchweg den geringsten Anteil am Ruheumsatz.

II. Der Anteil der Muskulatur am Ruheumsatz beträgt bei 25-Jährigen ungefähr 50%.

III. Der Anteil anderer Gewebe am Ruheumsatz ist im Alter von 5 Jahren maximal.

(A) Keine der Aussagen kann abgeleitet werden.

(B) Nur Aussage I kann nicht abgeleitet werden.

(C) Die Aussagen I und II können nicht abgeleitet werden.

(D) Die Aussagen II und III können nicht abgeleitet werden.

(E) Alle Aussagen können abgeleitet werden.

143. Die nachfolgende Abbildung zeigt die Ergebnisse eines Experiments bei dem gemessen wurde wie lange ein Stahlbolzen, in Abhängigkeit vom Durchmesser, in unterschiedlichen Medien benötigt um von 800°C auf 500°C abzukühlen. Dabei wurde das Experiment sowohl für den Kern (durchgezogene Linie) als auch für den äußeren Rand (gestrichelte Linie) des Bolzens durchgeführt. Hinweis: Die Achsen folgen jeweils einer logarithmischen Einteilung.

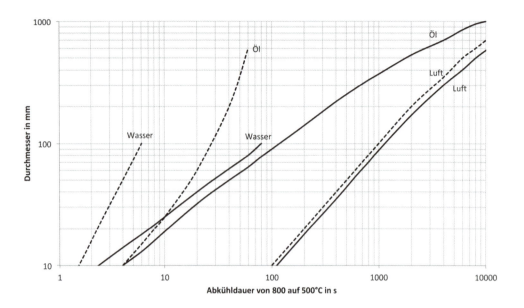

Welche der folgenden Aussagen über die Messdaten lässt sich aus der Abbildung ableiten?

I. In Wasser kühlt der Rand in jedem der dargestellten Fälle schneller ab als in Öl.

II. Bei einem Durchmesser von 400 mm kühlt der Rand des Bolzens in Öl 16 Minuten und 15 Sekunden schneller auf die gewünschte Temperatur ab als der Kern.

III. Der Rand des Bolzens weist in Wasser einen proportionalen Zusammenhang zwischen dem Durchmesser und der Abkühldauer auf.

IV. Der Kern eines in Öl abkühlenden Bolzens, welcher ca. 700 s zum Abkühlen benötigt, ist um 500% größer im Durchmesser als ein in Luft abkühlender Bolzenkern, der dieselbe Zeit zum Abkühlen benötigt.

(A) Nur Aussage I ist korrekt.

(B) Nur Aussage II ist korrekt.

(C) Nur Aussage IV ist korrekt.

(D) Die Aussagen II und III sind korrekt.

(E) Die Aussagen III und IV sind korrekt.

144. Kleinwuchs wird definiert als eine Körpergröße unterhalb der 3. Perzentile (P3). Das Diagramm zeigt die Perzentilkurven der Körpergröße von Jungen bis 18 Jahre. Alle Werte zwischen der 97. Perzentile und der 3. Perzentile bewegen sich im Normbereich. Ablesebeispiel: 97% der 11-jährigen Jungen sind maximal 160 cm groß.

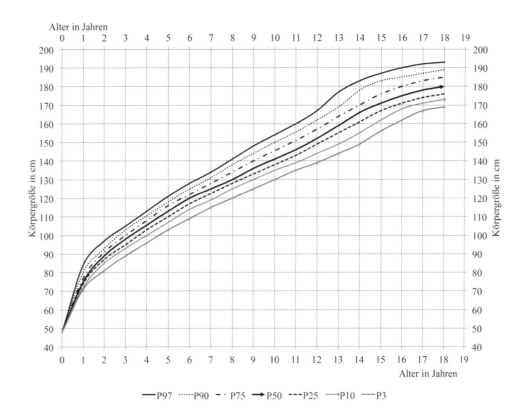

Welche der folgenden Aussagen lässt sich nicht aus dem Diagramm ableiten?

(A) Mit 14 Jahren ist bereits jeder vierte Junge größer als 1,7 m.

(B) Ein 13-Jähriger der die gleiche maximale Körpergröße aufweist wie 75% der 9-Jährigen, gilt per Definition als kleinwüchsig.

(C) Zwischen dem 7. und dem 8. Lebensjahr nimmt der Anteil der Jungen, die eine Mindestgröße von 130 cm besitzen, um 40 Prozentpunkte zu.

(D) Der Normbereich vergrößert sich bis zum 18. Lebensjahr mit zunehmendem Alter.

(E) 94% aller Jungen im Alter von 8 Jahren haben eine Größe zwischen 120 cm und 141 cm.

7. SIMULATION 7

Mit den folgenden Aufgaben wird die Fähigkeit geprüft Diagramme, Schaubilder und Tabellen korrekt zu analysieren und zu interpretieren. Zur Beantwortung der Fragen sollen dabei ausschließlich die in den Aufgaben illustrierten und beschriebenen Informationen herangezogen werden.

Zur Bearbeitung der folgenden **24 Aufgaben** stehen **60 Minuten** zur Verfügung.

145. Für einen Versuch wurden die Größe und das korrespondierende Körpergewicht von 40 Personen in der nachfolgenden Abbildung aufgetragen.

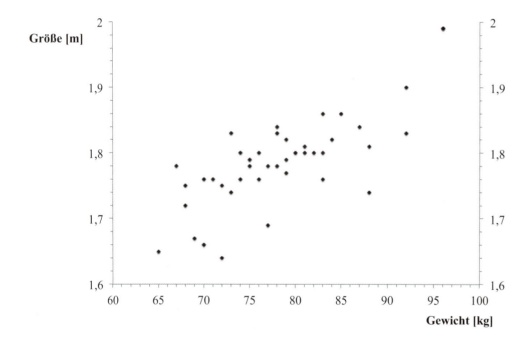

Welche der folgenden Aussagen zu den vorliegenden Daten ist korrekt?

(A) Knapp 5 % der Personen waren mindestens 1,80 m groß und hatten gleichzeitig ein Größen-Gewicht Verhältnis von maximal 2,4 cm/kg.

(B) Von den Personen, die über 80 kg wogen, war die Anzahl derer, die maximal 1,8 m groß waren, um etwa zwei Drittel kleiner als die Anzahl derer, die größer als 1,8 m waren.

(C) Ein Viertel der Personen hatte eine Körpergröße von 176 cm ± 4 cm.

(D) Die vier leichtesten Personen wogen zusammen mehr als die drei größten Personen.

(E) Die Anzahl der Personen, die maximal 1,8 m groß waren, war ungefähr dreimal höher als die Anzahl der Personen, die größer waren.

146. Oft stehen in der Medizin mehrere Medikamente mit unterschiedlichen Wirkungs- bzw. Nebenwirkungsprofilen für eine Therapie zur Auswahl. Die Abbildung zeigt für 6 Medikamente (A–F) derselben Gruppe die Wahrscheinlichkeit für das Auftreten von Nebenwirkungen sowie die Number needed to treat (NNT). Die Werte werden jeweils vom Zentrum der Blasen abgelesen. Außerdem steht die Größe der Blasen stellvertretend für den jeweiligen Marktanteil an allen Medikamenten dieser Gruppe (A–F). Hinweis: Die NNT gibt an, wie viele Patienten mit einem Medikament behandelt werden müssen, damit statistisch gesehen einer von ihnen geheilt wird. Bei einer NNT von 4 müssen demnach 4 Patienten behandelt werden, damit einer von ihnen geheilt wird.

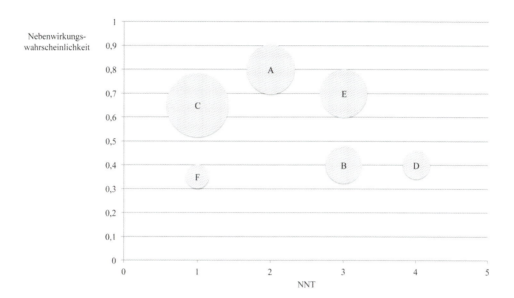

Prüfen Sie ob folgende Aussagen hergeleitet werden können:

I.   Medikament B ist 50 % effektiver als Medikament A.

II. Für die Behandlung wäre Medikament B Medikament E vorzuziehen.

III. Aufgrund des größeren Marktanteils weist Medikament C das beste Wirkungsprofil auf.

(A) Nur Aussagen I ist herleitbar.
(B) Nur Aussage II ist herleitbar.
(C) Die Aussagen I und II sind herleitbar.
(D) Die Aussagen II und III sind herleitbar.
(E) Die Aussagen I und III sind herleitbar.

147. Der Säure-Basen-Haushalt des Blutes ist so ausgelegt, dass immer versucht wird einen pH-Wert von 7,4 zu halten. Dieser Haushalt kann durch respiratorische (atmungsbedingte) oder renale (nierenbedingte) Störungen aus dem Gleichgewicht gebracht werden. Ist der pH-Wert größer bzw. kleiner, so liegt eine Alkalose (z. B. durch Hyperventilation) bzw. Azidose (z. B. durch Niereninsuffizienz oder Hypoventilation) vor. Das jeweilig andere System versucht dann die Störung so zu kompensieren, dass wieder ein pH von 7,4 erreicht wird. Die Abbildung stellt den Verlauf bei Störungen des Säure-Basen-Haushaltes dar. Respiratorische Veränderungen werden dabei als diagonale Verschiebung dargestellt, renale Veränderungen als horizontale Verschiebung. Hinweis: die durchgezogenen Pfeile symbolisieren eine Störung, die gestrichelten Pfeile eine Kompensation. Der Ausgangs-CO_2-Partialdruck liegt bei 5 kPa.

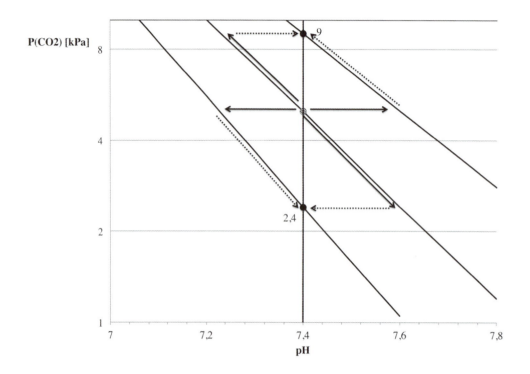

Welche der folgenden Aussagen ist nicht korrekt?

(A) Eine respiratorische Azidose mit renaler Kompensation führt zu einem erhöhten CO_2-Partialdruck im Blut.

(B) Eine Hypoventilation kann theoretisch durch eine renale Senkung des pH-Wertes kompensiert werden.

(C) Bei einem pH-Wert von 7,2 und normalem CO_2-Partialdruck liegt eine renale Störung vor.

(D) Bei einem respiratorisch gestörten CO_2-Partialdruck von 2,4 kPa im Blut müssen die Nieren zur Kompensation eine Senkung des pH-Wertes um 2,5–3 % herbeiführen.

(E) Eine Erhöhung des CO_2-Partialdrucks auf 9 kPa wird entweder durch eine renale Erhöhung des pH-Wertes mit respiratorischer Kompensation oder durch eine respiratorische Azidose mir renaler Kompensation erreicht.

148. Die Abbildung zeigt die Abhängigkeit der prozentualen Sitzhöhe (jeweils an der Körperlänge gemessen) vom Alter 1–18 Jahren bei Mädchen unter Berücksichtigung der Verteilung in der Testpopulation. Es wird dabei von einer Normalverteilung ausgegangen bei der jeweils 50% der Mädchen oberhalb bzw. unterhalb des Medians (M) liegt. Ablesebeispiel: Die prozentuale Sitzhöhe von 68,2% (je 34,1% ober- bzw. unterhalb des Medians) aller Mädchen im Alter von 18 Jahren lag innerhalb von 51–53,8% der Körperlänge.

Es gilt: Median bis +/–1 SD = +/–34,1%
Median bis +/–2 SD = +/–47,5%
Median bis +/–3 SD = +/–49,8%

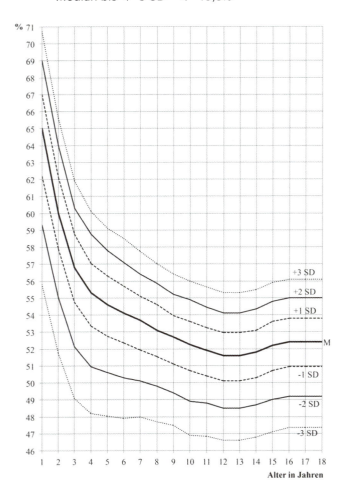

Welche der folgenden Aussagen kann aus den Daten abgeleitet werden?

(A) Ein 6-jähriges Mädchen mit einer Körpergröße von 1,1 m hat eine Mindestsitzhöhe von 48 cm.

(B) Mädchen im Alter zwischen 12 und 13 Jahren ändern ihre Sitzhöhe nicht.

(C) Der Anteil der Mädchen, deren Sitzhöhe um 1 Standardabweichung (1 SD) nach oben oder unten vom Mittelwert abweicht, ist bei den 4-Jährigen größer als bei den 12-Jährigen.

(D) Ungefähr 2,3% der 3-jährigen Mädchen haben eine prozentuale Sitzhöhe von maximal 52% der Körperlänge.

(E) Zwischen dem 5. und 10. Lebensjahr sinkt die prozentuale Sitzhöhe aller Mädchen konstant.

149. Mehrere Faktoren können das Risiko, frühzeitig zu versterben, beeinflussen. Die nachfolgende Tabelle zeigt das 10-Jahres-Risiko für Frauen, in Abhängigkeit von systolischem Blutdruck (BD), Rauchgewohnheiten, Alter und Gesamt-Cholesterin (in mmol/l und mg/dl angegeben) an einer kardiovaskulären Erkrankung zu versterben. Ablesebeispiel: Das Risiko einer 60-jährigen Raucherin mit einem syst. BD von 140 mmHg und einem Gesamt-Cholesterinwert von 6 mmol/l (bzw. 230 mg/dl) innerhalb der nächsten 10 Jahre an einer kardiovaskulären Erkrankung zu versterben beträgt 4%.

SYSTOLISCHER BLUTDRUCK (MMHG)	FRAUEN										ALTER
	Nichtraucher					Raucher					
180	5	6	7	8	10	10	12	14	16	19	
160	3	4	5	6	7	7	8	10	12	14	65
140	2	3	3	4	5	5	6	7	8	10	
120	2	2	2	3	3	3	4	5	6	7	
180	3	3	4	4	5	5	6	7	9	10	
160	2	2	2	3	4	4	4	5	6	7	60
140	1	1	2	2	2	2	3	4	4	5	
120	1	1	1	1	2	2	2	2	3	4	
180	1	2	2	2	3	3	3	4	4	5	
160	1	1	1	2	2	2	2	3	3	4	55
140	1	1	1	1	1	1	1	2	2	3	
120	0	0	1	1	1	1	1	1	1	2	
	4	5	6	7	8	4	5	6	7	8	mmol/l
	150	190	230	270	310	150	190	230	270	310	mg/dl
	GESAMT-CHOLESTERIN										

Welche der folgenden Aussagen trifft am ehesten zu?

(A) Unter den 55 Jahre alten Frauen mit einem Gesamt-Cholesterinwert von 6 mmol/l haben diejenigen mit einem syst. BD von 180 mmHg ein mindestens 100% höheres Risiko innerhalb der nächsten 10 Jahre an einer kardiovaskulären Erkrankung zu versterben als jene mit einem syst. BD von 160 mmHg.

(B) Knapp jeder fünfte Raucher im Alter von 65 Jahren mit einem syst. Blutdruck von 180 mmHg und einem Gesamt-Cholesterinwert von 310 mg/dl wird innerhalb von 10 Jahren an einer kardiovaskulären Erkrankung versterben.

(C) Eine Raucherin im Alter zwischen 55 und 65 Jahren und einem Gesamt-Cholesterinwert von 4 mmol/l hat dasselbe Risiko innerhalb der nächsten 10 Jahre an einer kardiovaskulären Erkrankung zu versterben, wie eine Nichtraucherin mit doppeltem Gesamt-Cholesterinwert, vorausgesetzt, alle anderen Parameter bleiben gleich.

(D) Bei gleichem Gesamt-Cholesterin haben 65-jährige Nichtraucherinnen mit einem syst. BD von 180 mmHg ein um bis zu 300% höheres Risiko an kardiovaskulären Erkrankungen zu versterben als Nichtraucherinnen derselben Altersgruppe deren syst. BD 120 mmHg beträgt.

(E) Sowohl bei Raucherinnen als auch bei Nichtraucherinnen aller gezeigten Altersgruppen ist der negative Effekt von hohem systolischen Blutdruck größer als der, des Gesamt-Cholesterinwertes.

150. Der Blutdruck wird als Verhältnis von systolischem zu diastolischem Druck beschrieben. Die Graphik zeigt wie viele Männer einer Testgruppe jeweils verstorben waren, in Abhängigkeit des im 45. Lebensjahr gemessenen Blutdrucks (eingeteilt in die Gruppen 1–4).

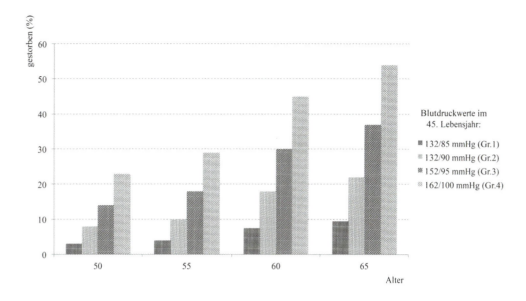

Welche der Aussagen lässt sich aus den gegebenen Daten ableiten?

(A) Mit 60 Jahren sind ungefähr genauso viele Männer gestorben, mit einem Blutdruck von 132/90 mmHg im 45. Lj, wie 55-jährige Männer, mit einem Blutdruck von 152/95 mmHg im 45. Lj.

(B) Während des Beobachtungszeitraums stieg der Anteil der Verstorbenen der Gruppe 4 um einen größeren Prozentsatz an, als bei Gruppe 1.

(C) Eine Erhöhung des diastolischen Blutdrucks beeinflusst die Mortalitätsrate nicht.

(D) Je höher der Blutdruck bei Männern im 45. Lj, desto größer ist die Mortalität im Alter.

(E) Eine Senkung des Blutdrucks im Alter zwischen 50 und 65 Jahren geht mit einer Senkung der Mortalität einher.

151. Ist die Leber längerer bzw. starker Schädigung ausgesetzt, zeigen sich auf Dauer Funktionseinschränkungen in Form von eingeschränkter Leistungsfähigkeit der Leber (Serum-Bilirubin, Serum-Albumin und Quick/INR) sowie klinischen Symptomen wie zum Beispiel Aszites oder hepatischer Enzephalopatien bis hin zum kompletten Leberversagen. Um einen Leberschaden beurteilen zu können hilft die Child-Pugh-Einteilung (in A, B und C) deren Kriterien in Tabelle 1 gelistet sind. Tabelle 2 zeigt die 1-, 5- und 10-Jahresüberlebensrate und die Sterblichkeit während einer Operation bei den unterschiedlichen Stadien dieser Einteilung.

Tabelle 1

KRITERIUM	1 PUNKT	2 PUNKTE	3 PUNKTE	EINHEIT
SERUM-BILIRUBIN	< 2,0	2,0–3,0	> 3,0	MG/DL
SERUM-ALBUMIN	> 3,5	2,8–3,5	< 2,8	G/DL
INR/QUICK	< 1,7	1,7–2,2	> 2,2	
ASZITES	Kein	wenig/ medikamentös behandelbar	viel/ therapie- refraktär	
HEPATISCHE ENZEPHALOPATHIE	Keine	Stadium I–II	Stadium III–IV	

Tabelle 2

PUNKTE	STADIUM	1-JÜR	5-JÜR	10-JÜR	PERIOPERATIVE STERBLICHKEIT
5–6	A	84%	44%	27%	10%
7–9	B	62%	20%	10%	30%
10–15	C	42%	21%	0%	82%

Welche der Aussage(n) lässt/lassen sich aus den Daten ableiten?

I. Zeigt ein Patient mit Leberschaden keine klinischen Symptome, liegt die Wahrscheinlichkeit innerhalb eines Jahres zu versterben bei 16–58%.

II. Ein Patient mit einem therapierefraktären Aszites und einem Serum-Bilirubin > 2 mg/dl hat mindestens 5 Punkte auf der Child-Pugh-Skala.

III. Ein gestiegener Quick-Wert, kann das Ergebnis einer Operation stark beeinflussen.

IV. Wenn sich bei einem Patienten mit 6 Punkten auf der Child-Pugh-Skala und einem Serum-Bilirubin von 2,0 mg/dl dieser Wert auf 150% erhöht, verschlechtert sich seine 5-JÜR um mehr als 50%.

(A) Nur Aussage I ist korrekt.
(B) Die Aussagen I und III sind korrekt.
(C) Die Aussagen III und IV sind korrekt.
(D) Die Aussagen I, II und III sind korrekt.
(E) Die Aussagen II, III und IV sind korrekt.

152. Lungenkarzinome, auch Bronchialkarzinome genannt, machen rund 25% aller malignen (bösartigen) Tumore aus. Sie werden dabei hinsichtlich ihrer Histologie in kleinzellige (small cell lung carcinoma, SCLC) und nicht-kleinzellige (non-small-cell lung carcinoma, NSCLC) Karzinome eingeteilt. Letztere können weiter unterteilt werden. Die folgenden Graphiken zeigen die Verteilung der Bronchialkarzinome auf die Geschlechter und den entsprechenden, durch das Rauchen verursachten, Anteil, sowie den Anteil der unterschiedlichen histologischen Varianten.

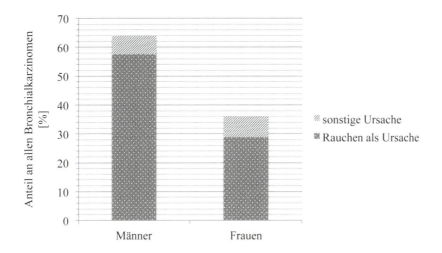

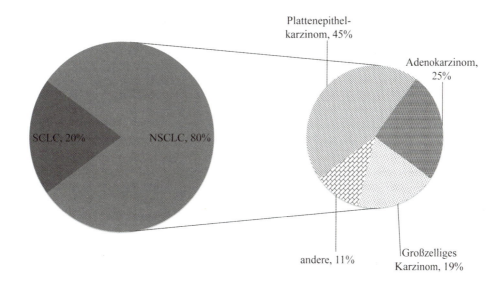

Welche der folgenden Aussagen lässt sich ableiten?

(A) Adenokarzinome der Lunge machen 20% aller malignen Karzinome aus.

(B) Ungefähr ein Drittel der rauchenden Männer bekommen ein Plattenepithelkarzinom.

(C) Etwa 14% der Bronchialkarzinome sind großzellige Karzinome und können auf das Rauchen zurückgeführt werden.

(D) Gemessen an allen malignen Bronchialtumoren ist der Anteil der Männer mit großzelligen Lungenkarzinomen um 26 Prozentpunkte kleiner als der Anteil der Frauen mit Plattenepithelkarzinomen.

(E) Rauchen beeinflusst das Bronchialkarzinomrisiko bei Frauen stärker als bei Männern.

153. Vor dem Physikum wurden 35 Medizinstudenten gebeten, ihren Lernaufwand zu dokumentieren, um diesen gemeinsam mit einer Schätzung der Ergebnisse (auf 5er-Schritte gerundet) am Tage des Physikums anzugeben. Diese Daten wurden dann zusammen mit der wirklich erreichten Punktzahl in der unten stehenden Graphik aufgetragen. Die maximale zu erreichende Punktzahl war 320. Um zu bestehen benötigt man mindestens 60% der Punkte, was der Note 4 entspricht. Die jeweils nächst bessere Note wird dann in 32-Punkt-Intervallen vergeben.

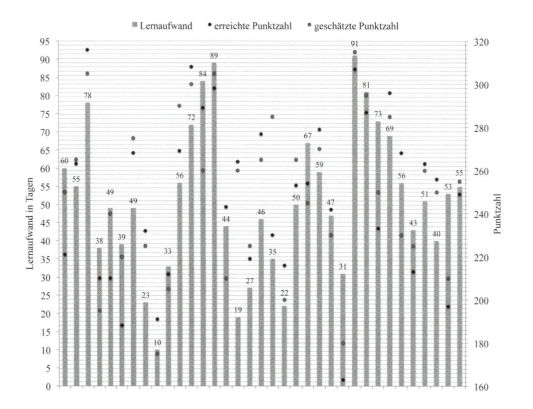

Welche der folgenden Aussagen über das Diagramm lässt sich daraus herleiten?

(A) Die Anzahl der Studenten mit der Note 3 war um 50% größer als die Anzahl der Studenten mit der Note 1.

(B) Die größte absolute Diskrepanz zwischen geschätzter und erbrachter Leistung kam von einem Studenten, der überdurchschnittlich viel Lernaufwand betrieb.

(C) Insgesamt haben weniger als 90% der 35 Studenten das Physikum bestanden.

(D) Es besteht ein linearer Zusammenhang zwischen Lernaufwand und erreichter Punktzahl.

(E) Bei den Studenten die 50 ± 5 Tage Lernaufwand betrieben, wich die Schätzung bei keinem um mehr als 30% vom Ergebnis ab.

154. Das Diagramm zeigt den monatlichen Umsatz (Einnahmen) sowie den Aufwand (Ausgaben) eines jungen Start-up-Unternehmens an der Börse für die Jahre 2010 und 2015. Zusätzlich ist der jeweilige Aktienkurs abgebildet.

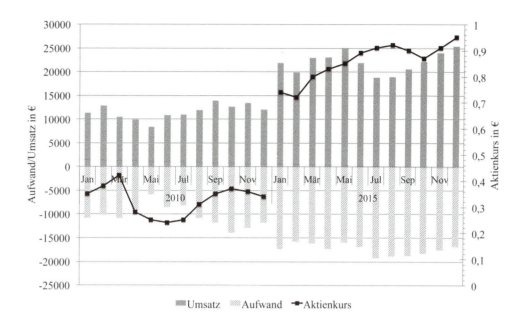

Welche der folgenden Aussagen trifft zu?

(A) In beiden Jahren wurde in jedem der letzten drei Monate ein Gewinn verzeichnet.

(B) Zwischen 2010 und 2015 stieg der Aktienkurs kontinuierlich an.

(C) Während der Juni und Juli Monate stagnierte der Umsatz in beiden Jahren.

(D) Der maximale Gewinn im Jahr 2010 betrug etwas mehr als 2000 €.

(E) Die maximale Betragsänderung des Aktienkurses war in beiden Jahren etwa gleich.

155. Unser Trinkwasser ist stark reguliert und darf gemäß verschiedenen Richtlinien gewisse Grenzwerte nicht überschreiten. Einer dieser Grenzwerte ist der pH-Wert, welcher sich laut Trinkwasserverordnung in einem Rahmen von 6,5–9,5 befinden darf, laut EU-Trinkwasserrichtlinie jedoch bei gleichem Minimalwert einen Wert von 8,5 nicht überschreiten sollte. Ein weiterer Wert ist die Konzentration der Calcium-Ionen, welcher die Härte des Wassers bestimmt. Die Härte wird dann in weich (< 1,5 mmol/l), mittel (1,5–2,5 mmol/l) und hart (> 2,5 mmol/l) unterteilt. Anders als der pH-Wert ist die Härte jedoch nicht durch Grenzwerte reguliert, da sie im Normalfall lediglich Haushaltsgeräte schädigt, nicht jedoch die menschliche Gesundheit. In einer Testreihe wurden der pH-Wert und die Calcium-Ionenkonzentration von 46 zufällig ausgewählten Wasserleitungen in verschiedenen Städten Deutschlands analysiert und im folgenden Diagramm aufgetragen.

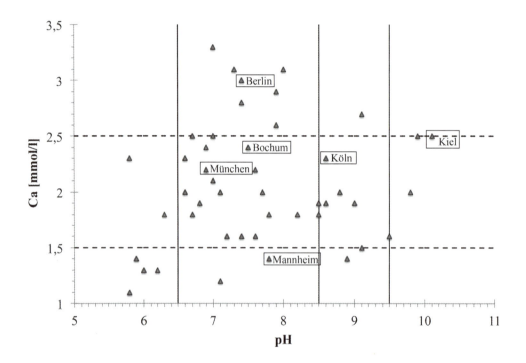

Welche der Aussagen zur Testreihe ist korrekt?

(A) Bei den Städten mit mittelhartem Wasser, befinden sich 2,5 mal so viele Städte im Rahmen der EU-Trinkwasserrichtlinie als im Rahmen der Trinkwasserverordnung.

(B) In Berlin und Mannheim muss man auf Dauer mit gesundheitlichen Schäden durch Trinkwasser rechnen.

(C) Von den Städten aus denen Proben genommen wurden, erfüllen knapp 50% die Vorgaben der Trinkwasserverordnung nicht.

(D) Etwa jede fünfte Stadt, welche die Vorgaben der EU-Trinkwasserrichtlinie erfüllt, hat eine Calcium-Ionenkonzentration von maximal 1,5 mmol/l oder minimal 3,0 mmol/l.

(E) Etwa zwei Drittel der Städte erfüllen nur die EU-Trinkwasserrichtlinie, nicht jedoch die Trinkwasserverordnung.

156. Die beiden Graphiken zeigen den Niederschlag sowohl jährlich für die Jahre 2013–2017, als auch das vieljährliche Mittel für die Jahre 2000-2012 in Deutschland.

Jährlicher Niederschlag

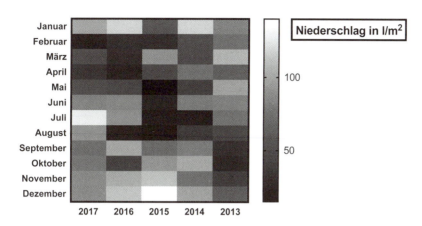

Vieljährliches Mittel

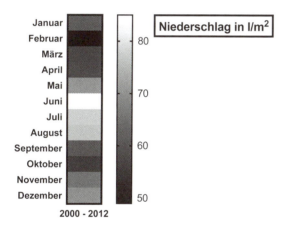

Welche der folgenden Aussagen trifft nicht zu?

(A) Vergleicht man die Zeitabschnitte 2000–2012 und 2013–2017, so war der jährliche Niederschlag im ersten Zeitabschnitt im Februar am geringsten. Dies war danach erst wieder im Jahr 2017 der Fall.

(B) Die Niederschlagsmenge im Juni 2017 entsprach in etwa der mittleren Niederschlagsmenge im Juni der Jahre 2000–2012.

(C) Verglichen mit dem nachfolgenden Monat, war der Niederschlag im Januar 2014 um mindestens $50\,l/m^2$ größer.

(D) Im Zeitabschnitt 2013–2017 nahm der Niederschlag im November über die Jahre zunehmend zu.

(E) Zwischen 2013 und 2017 war die Niederschlagsmenge im August stets kleiner als $120\,l/m^2$.

157. In einem Experiment wurde das Überleben bei einer Krankheit bei zwei unterschiedlichen Behandlungen beobachtet. Die Ergebnisse wurden dann mit denen einer
Placebo-Kontrollgruppe verglichen. Ablesebeispiel: nach 40 Tagen starben knapp 10%
der Kontrollgruppe. Hinweis: N = Anzahl der Patienten in der Gruppe.

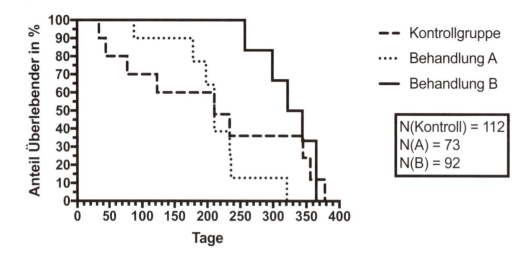

Welche Aussage lässt sich aus der Graphik ableiten?

(A) Die Abnahme des Anteils der Überlebenden pro Zeiteinheit war in der
Kontrollgruppe bis zum Schluss in etwa konstant.

(B) Bezogen auf die maximale Überlebensdauer ist Behandlung B der
Kontrollgruppe nicht überlegen.

(C) Nach etwa 210 Tagen war die Anzahl der Überlebenden in Behandlungs-
gruppe A genauso groß wie die der Kontrollgruppe.

(D) Vergleicht man beide Behandlungen, so ist die maximale Zeitspanne,
in der kein Patient stirbt, bei Behandlung B um ca. 300% größer.

(E) Die Zeitspanne, in der mehr als ungefähr 65% der Patienten sterben,
konnte im Experiment durch Behandlung B um 220 Tage vergrößert werden.

158. Über einen Zeitraum von 80 Jahren wurde die Höhe von Birken und Eichen in Wäldern mit nährstoffreicher sowie kaliumarmer Erde dokumentiert. Die Linie gibt dabei die durchschnittliche Höhe an, während die Varianzbalken die jeweilig minimal bzw. maximal gemessene Höhe für das entsprechende Alter angeben.

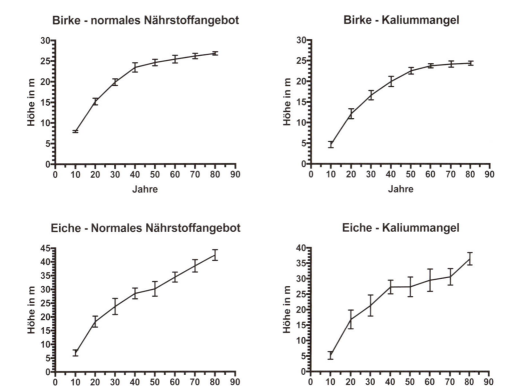

Welche der folgenden Aussagen kann aus den Schaubildern für den dokumentierten Zeitraum abgeleitet werden?

(A) Für beide Baumarten war, unabhängig vom Kaliumgehalt der Erde, die Varianz nach 10 Jahren am geringsten.

(B) Bei normalem Nährstoffgehalt kann bei einer Birke auch nach mehr als 80 Jahren noch mit einem gewissen Wachstum gerechnet werden.

(C) Bei Eichen führt Kaliummangel gleichzeitig zu einer Senkung der Maximalhöhe um mehr als 11%, sowie zu größeren Schwankungen der Höhe während des Wachstums.

(D) Die prozentuale Schwankung der Höhe war bei den Birken zu Beginn und zum Schluss der Dokumentation ungefähr gleich groß.

(E) Bis zum 50. Lebensjahr wachsen Eichen und Birken bei normalem Nährstoffgehalt etwa gleich schnell.

159. Die Reifung von Thymozyten (auch T-Zellen) wird präzise vom Körper überwacht. Diese als Immunzellen fungierenden Zellen dürfen weder zu schwach, noch zu stark an andere Bestandteile binden. Der Großteil der produzierten Zellen verfügt über eine zu schwache T-Zell-Rezeptor-Affinität und stirbt daher aufgrund fehlender Überlebenssignale ab (Tod durch neglect). Zellen mit guter Affinität werden durch positive Selektion beibehalten während Zellen mit zu starker Affinität durch negative Selektion ausselektiert werden. Ein kleiner Teil der ausgewählten T-Zellen mit guter Affinität wird zu regulatorischen T-Zellen differenziert. Diese besitzen jedoch eine etwas höhere Affinität als gewöhnliche T-Zellen.

Welches der Schaubilder gibt den beschriebenen Prozess am besten wieder?

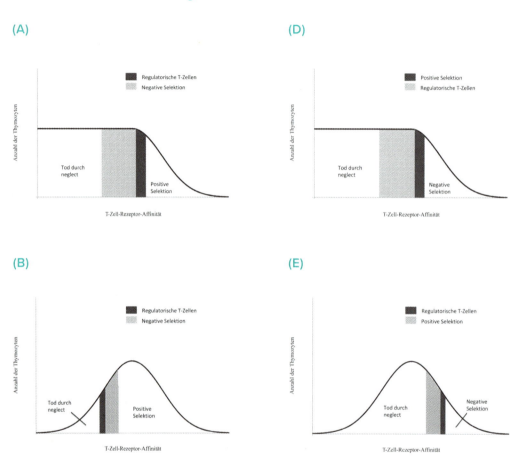

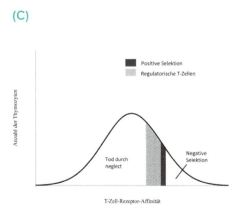

160. Ein Behälter A (–) mit zylindrischer Form und einem Loch auf mittlerer Höhe wird konstant mit Wasser befüllt. Dabei ergibt sich ein proportionales Verhältnis zwischen verstrichener Zeiteinheit und Füllhöhe. Das Loch ist so groß, dass maximal halb so viel Flüssigkeit pro Zeiteinheit hindurchfließen kann wie in Behälter A einfließt. Das Wasser fließt durch das Loch in einen zweiten Behälter B (···) (identische Maße) direkt nebenan. Nach einiger Zeit wird der Zufluss in Behälter A gestoppt. Aufgrund des fehlenden Zuflusses und des abnehmenden Wasserdrucks von oben, nimmt die Zuflussgeschwindigkeit in Behälter B nun konstant ab.

Welches der Diagramme stellt den beschriebenen Sachverhalt am besten dar?

(A)

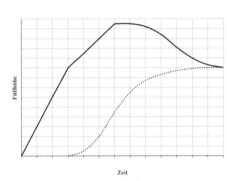

(D)

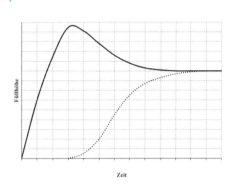

(B)

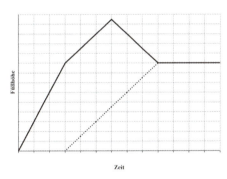

(E)

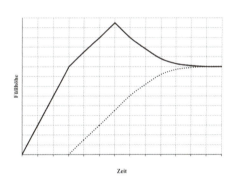

(C)

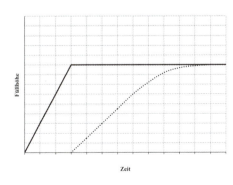

161. Die Diagramme zeigen die Phasendiagramme für die Stoffe A und B. Dabei wird gezeigt, bei welchen korrespondierenden Temperaturen und Drücken ein Stoff welchen Aggregatszustand besitzt. Als Tripelpunkt wird dabei der Punkt bezeichnet, bei dem alle drei Aggregatszustände im thermodynamischen Gleichgewicht sind. Der kritische Punkt stellt das Temperatur- und Druckpunktwertepaar dar, bei welchem die Unterschiede der Aggregatszustände flüssig und gasförmig aufhören zu existieren. Die dazugehörigen Werte nennen sich kritische Temperatur und kritischer Druck. Die Schmelzkurve, Siedepunktskurve und Sublimationskurve zeigt jeweils den Übergang zwischen den Aggregatszuständen fest und flüssig, flüssig und gasförmig, und fest und gasförmig. Die Achsen beider Diagramme sind jeweils identisch.

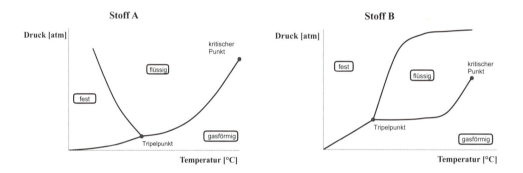

Welche der Aussagen ist korrekt?

(A) Der maximale Temperaturbereich in dem Stoff A flüssig ist, ist größer als bei Stoff B. Der Druck muss dabei jedoch größer sein als bei Stoff B, um diesen Aggregatszustand zu erreichen.

(B) Die Sublimationskurve und Teile der Schmelz- und Siedepunktskurven zeigen bei Stoff B einen proportionalen Zusammenhang zwischen Druck und Temperatur.

(C) Im Bereich des kritischen Drucks führt eine Erhöhung des Drucks nur bei Stoff A zu einer Aggregatszustandsänderung von flüssig zu fest.

(D) Sowohl das thermodynamische Gleichgewicht als auch der kritische Punkt werden für Stoff A bei höheren Temperaturen und niedrigerem Druck erreicht als für Stoff B.

(E) Um bei beiden Stoffen eine Aggregatszustandsänderung von flüssig nach gasförmig herbeizuführen ist eine Druckveränderung bei mittlerer Temperatur und mittlerem Druck effektiver als eine Temperaturveränderung.

162. Die Tabelle zeigt den Bildungsstand der Bevölkerung aus dem Jahr 2016 nach Migrationsstatus, Staatsangehörigkeit und Erwerbsstatus.

BILDUNGSSTAND	BEVÖLKERUNG							
	INSGESAMT	OHNE MIGRATIONS-HINTERGRUND	MIT MIGRATIONS-HINTERGRUND	NACH STAATSANGEHÖRIGKEIT		NACH ERWERBSSTATUS		
				DEUTSCHE	AUSLÄNDER/-INNEN	ERWERBSTÄTIGE	ERWERBSLOSE	NICHTERWERBSPERSONEN
	IN 1000							
BEVÖLKERUNG INSGESAMT	71.478	56.889	14.589	63.544	7.934	41.339	1.775	28.364
Nach beruflichem Bildungsstand								
LEHRE/ BERUFSAUSBILDUNG IM DUALEN SYSTEM	33.772	29.237	4.535	31.739	2.034	20.834	798	12.141
FACHSCHULABSCHLUSS	5.558	4.869	689	5.283	275	3.978	57	1.522
FACHSCHULABSCHLUSS IN DER EHEMALIGEN DDR	685	674	11	683	/	309	9	367
BACHELOR	1.335	898	437	1.035	300	1.042	44	249
MASTER	839	518	321	592	247	724	28	87
DIPLOM	9.134	7.659	1.475	8.359	775	6.614	133	2.387
PROMOTION	829	693	136	751	78	630	13	186
OHNE BERUFLICHEN BILDUNGSABSCHLUSS	18.591	11.797	6.794	14.508	4.084	6.990	682	10.920
DARUNTER NICHT IN AUSBILDUNG	12.261	7.321	4.940	8.902	3.359	4.795	594	6.872

Welche der Aussagen lässt sich nicht ableiten?

(A) Gemessen am Erwerbsstatus machten Nichterwerbspersonen 2016 den größten Teil der Bevölkerung ohne beruflichen Bildungsabschluss aus.

(B) 2016 war für jede Bevölkerungsgruppe der Anteil der Personen, mit einer Lehre/ Berufsausbildung im dualen System, unter allen Personen mit einem Abschluss, am größten.

(C) 2016 absolvierten mehr Ausländer einen Diplomabschluss als Deutsche einen Promotionsabschluss.

(D) Im Jahr 2016 war mehr als die Hälfte der Personen in Lehre bzw. Berufsausbildung im dualen System erwerbstätig.

(E) Mehr als 18591 Personen besaßen 2016 keinen beruflichen Bildungsabschluss.

163. Die Tabelle zeigt den Speisepilzanbau in Deutschland von 2013–2017.

MERKMAL	2013			2014			2015		
	Betriebe	Erntefläche/-menge		Betriebe	Erntefläche/-menge		Betriebe	Erntefläche/-menge	
	Anzahl	1000 m²	t	Anzahl	1000 m²	t	Anzahl	1000 m²	t
INSGESAMT	35	2640	59 884	34	2605	59 923	36	2794	62 594
UND ZWAR									
CHAMPIGNONS	31	2615	59 193	29	2489	59 445	31	2679	61 559
AUSTERNSEITLINGE	3	–	–	3	–	–	2	–	–
SHIITAKE	4	13	185	4	44	208	4	46	216
SONSTIGE SPEZIAL-PILZKULTUREN	3	–	–	5	–	–	5	–	–
DARUNTER IN BETRIEBEN MIT ÖKOLOGISCHER ERZEUGUNG									
ZUSAMMEN	15	–	27 339	14	–	–	16	–	–
MIT VÖLLIG ÖKOLOGISCHER ERZEUGUNG	11	495	11 661	12	362	6936	13	413	6269
MIT TEILWEISE ÖKOLOGISCHER ERZEUGUNG	4	–	15 578	2	–	–	3	–	–

MERKMAL	2016			2017		
	Betriebe	Erntefläche/-menge		Betriebe	Erntefläche/-menge	
	Anzahl	1000 m²	t	Anzahl	1000 m²	t
INSGESAMT	37	3030	72 141	34	3087	73 454
UND ZWAR						
CHAMPIGNONS	32	2931	70 603	30	3059	72 162
AUSTERNSEITLINGE	3	–	–	4	–	–
SHIITAKE	4	50	225	3	–	–
SONSTIGE SPEZIAL-PILZKULTUREN	4	–	–	4	11	–
DARUNTER IN BETRIEBEN MIT ÖKOLOGISCHER ERZEUGUNG						
ZUSAMMEN	14	·	–	16	1410	–
MIT VÖLLIG ÖKOLOGISCHER ERZEUGUNG	12	391	6946	12	374	8802
MIT TEILWEISE ÖKOLOGISCHER ERZEUGUNG	2	–	–	4	1035	–

Welche Aussage/Aussagen über die Tabelle lässt/lassen sich ableiten?

I. Eine Vergrößerung der Erntemenge geht stets mit einer Vergrößerung der Erntefläche einher.

II. Es gab mehrere Betriebe, die unterschiedliche Pilzsorten anpflanzten.

III. Die Menge an geernteten Shiitakepilzen nahm über den gesamten Zeitraum kontinuierlich zu.

IV. Von an allen Betrieben mit ökologischer Erzeugung war der Anteil der Betriebe mit völlig ökologischer Erzeugung 2014, 2016 und 2017 gleich.

(A) Nur Aussage I lässt sich ableiten.

(B) Nur Aussage II lässt sich ableiten.

(C) Nur Aussage IV lässt sich ableiten.

(D) Die Aussagen II bis IV lassen sich ableiten.

(E) Dia Aussagen III und IV lassen sich ableiten.

164. Die Graphik zeigt die Finanzierungssalden der Sozialversicherung in Deutschland für die Quartale der Jahre 2014 und 2015 sowie die ersten beiden Quartale des Jahres 2016. Alle Angaben sind dabei in Mrd. € gezeigt.

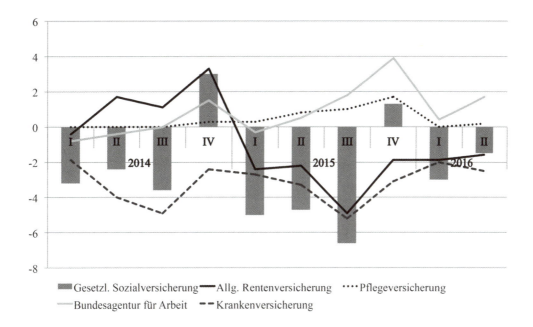

Welche der folgenden Aussagen kann/können nicht abgeleitet werden?

I. Die Änderung des Defizits der allgemeinen Rentenversicherung vom letzten Quartal 2015 zum ersten Quartal 2016 betrug 0.

II. Bei der gesetzlichen Sozialversicherung kann 2016 im vierten Quartal mit einem Überschuss gerechnet werden.

III. Für die Jahre 2014, 2015 und 2016 wurde jeweils die größte Differenz zwischen Überschuss bzw. Defizit der letzten zwei Jahresquartale im Jahr 2015 beobachtet.

IV. Vergleicht man lediglich den Beginn und das Ende des Beobachtungszeitraums, wies die Pflegeversicherung die kleinste Änderung auf.

(A) Lediglich Aussage I kann nicht abgeleitet werden.

(B) Die Aussagen I und II können nicht abgeleitet werden.

(C) Die Aussagen I und III können nicht abgeleitet werden.

(D) Die Aussagen II und III können nicht abgeleitet werden.

(E) Die Aussagen II und IV können nicht abgeleitet werden.

165. Das Diagramm zeigt das relative 5-Jahres-Überleben (5-JÜR) (das bedeutet: wie viel Prozent der Erkrankten nach 5 Jahren noch am leben waren) für die häufigsten Leukämieformen in Deutschland von 2008–2010 nach Geschlecht und Altersgruppe. Weiterhin ist die 5-JÜR nach Altersgruppen für Europa im Zeitraum 2000–2002 dargestellt.

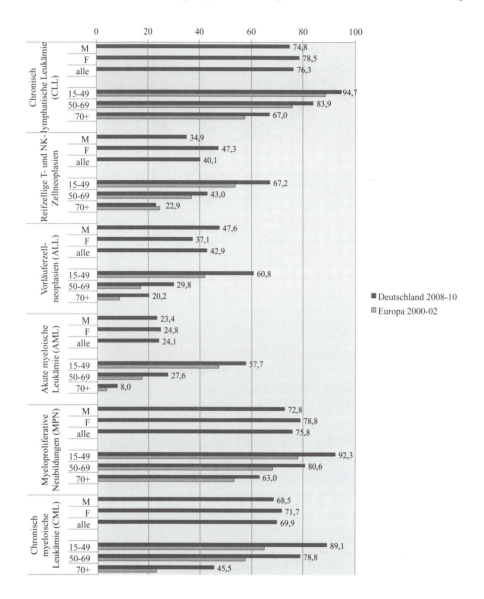

Welche der folgenden Aussagen trifft zu?

(A) Verglichen mit Europa im Zeitraum 2008–2010 konnte die Überlebensdauer der 15–49-Jährigen mit ALL in Deutschland 2000–2002 um fast 20 Prozentpunkte gesteigert werden.

(B) Chronische Leukämien (CLL und CML) gehen in den ersten 5 Jahren mit einer geringeren Sterblichkeit einher als akute Leukämien (AML und ALL).

(C) Frauen überleben Leukämie im Schnitt länger als Männer, unabhängig von der Leukämieform.

(D) Die Anzahl der über 70-Jährigen, die mit einer ALL, AML oder CML mindestens 5 Jahre überlebten, konnte zwischen 2000 und 2010 ca. verdoppelt werden.

(E) 2008–2010 waren in Deutschland etwa dreimal so viele 15–49 Jährige an reifzelligen T- und NK-Zellneoplasien erkrankt wie über 70-Jährige.

166. Das Diagramm zeigt die Anzahl der Krankenhausentlassungen stationärer Patients nach Diagnose für einige EU- bzw. Nicht-EU-Länder im Jahr 2014. Die Angaben beziehen sich jeweils auf pro 100 000 Einwohner.

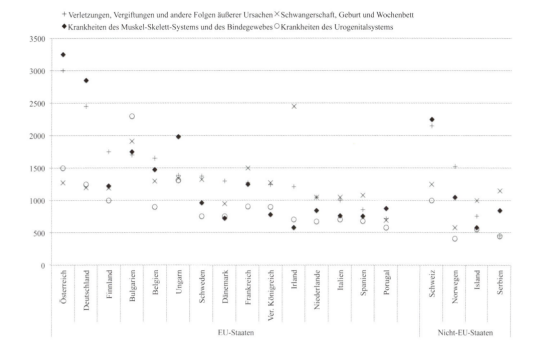

Welche der folgenden Aussagen über stationäre Patienten kann nicht aus dem Diagramm abgeleitet werden?

(A) 2014 unterschied sich die Anzahl aller Entlassungen bei Schwangerschaft, Geburt und Wochenbett in allen genannten Nicht-EU-Staaten um nicht mehr als maximal ein Prozent der Einwohner voneinander.

(B) In Irland war 2014 die Anzahl der Entlassungen bei Schwangerschaft, Geburt und Wochenbett etwa doppelt so groß wie die bei Verletzungen, Vergiftungen und anderer Folgen äußerer Ursachen.

(C) In Finnland und Frankreich war die Anzahl der Entlassungen bei Krankheiten des Muskel-Skelett-Systems und des Bindegewebes 2014 etwa gleich groß.

(D) In der Schweiz gab es 2014 mehr Entlassungen mit der Diagnose Schwangerschaft, Geburt und Wochenbett, als mit der Diagnose Krankheiten des Urogenitalsystems.

(E) Unter den genannten Ländern fand sich 2014 in Österreich und Serbien die größte bzw. kleinste Diskrepanz zwischen der Anzahl der Entlassungen bei Krankheiten des Urogenitaltrakts, und Verletzungen, Vergiftungen und anderen Folgen äußerer Ursachen pro 100 000 Einwohner.

167. Die folgenden Graphiken zeigen einerseits den Anteil an Patienten mit bestimmten Diagnosen sowie den Anteil der Kosten einzelner Krankheiten an den Gesamtausgaben an Patienten mit einer bestimmten Krankheit, für ein Krankenhaus im Jahr 2013.

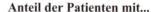

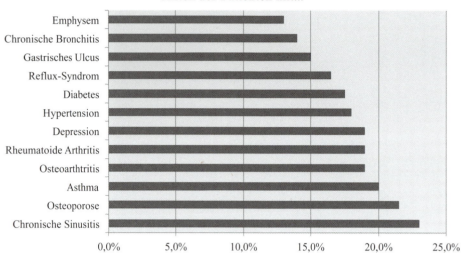

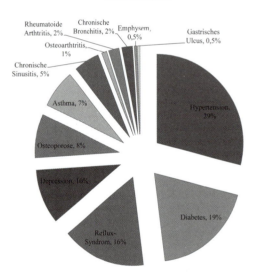

Welche der folgenden Aussagen über das Krankenhaus lässt sich anhand der Diagramme ableiten?

(A) Die Emphysem-Patienten kosteten das Krankenhaus mehr Geld, als Patienten mit chronischer Sinusitis.

(B) Es gab mehr Patienten, welche an Hypotension litten, als solche, die an chronischer Bronchitis litten.

(C) Mit Bezug auf das Vorkommen der jeweiligen Diagnosen, kostete ein Diabetes-Patient das Krankenhaus weniger, als ein Asthma-Patient.

(D) Die Patienten des Krankenhauses litten im Schnitt an mehr als 2 Krankheiten gleichzeitig.

(E) Die Wahrscheinlichkeit, dass ein Patient an Asthma litt, war um 33,3 Prozentpunkte größer, als dass ein Patient an einem gastrischen Ulcus litt.

168. Wie und wo ein Stoff im Körper wirkt hängt stets davon ab, wie selektiv er an einen Rezeptor bindet, welche Wirkung diese Bindung an diesem Rezeptor nach sich zieht und wo sich dieser Rezeptor im Körper befindet. Je selektiver ein Stoff an einen Rezeptor bindet, desto stärker ist seine Wirkung. Im folgenden sind verschiedene Substanzen und ihre jeweilige Selektivität an den körpereigenen Opioid-Rezeptoren dargestellt, sowie die Wirkungen dieser unterschiedlichen Rezeptoren und ihre Verteilung im Körper. Hinweis: * steht für einen antagonistischen Effekt, d.h. der Stoff bindet an den Rezeptor, verursacht dadurch jedoch keine der Rezeptor-spezifischen Wirkungen.

		μ-REZEPTOR	δ-REZEPTOR	κ-REZEPTOR
Substanz	MORPHIN	+++	-	+
	FENTANYL	+++	-	-
	MET-ENKEPHALIN	++	+++	-
	β-ENDORPHIN	+++	+++	-
	DYNORPHIN A	++	-	+++
	PETHININ	+	+	+
	PENTAZOCIN	*++	+	+
	OXYCODON	+++	-	+
	METHADON	+++	++	+
	BUPRENORPHIN	++	+++	*++
Wirkung	SCHMERZSTILLEND	+++	+	++
	EUPHORIE	+++	–	–
	DYSPHORIE	–	–	+++
	SEDIERUNG	++	–	++
	ATMUNGSHEMMUNG	+++	++	–
	GI-MOTALITÄT	++	++	+
Expression	SUPRASPINAL	+++	–	–
	SPINAL	++	++	+
	PERIPHER	++	–	++

Welche der folgenden Aussagen lässt/lassen sich nicht aus der Tabelle ableiten?

I. Sieht man von der Ausprägung der Wirkung ab, so ruft Methadon supraspinal dieselben Wirkungen hervor wie Dynorphin A peripher.

II. Trotz des vorliegenden Antagonismus wirkt Pentazocin stärker schmerzstillend als Morphin und sollte daher bei heftigen Schmerzen vorzugsweise verwendet werden.

III. Bei Morphin und β-Endorphin muss mit einer vergleichbar ausgeprägten Atmungshemmung gerechnet werden.

IV. Aufgrund seines Antagonismus zeigt Buprenorphin supraspinal eine schwächer ausgeprägte Dysphorie als Pentacozin.

(A) Nur Aussage I ist falsch.
(B) Nur Aussage III ist falsch.
(C) Nur die Aussagen II und IV sind falsch.
(D) Die Aussagen II-IV sind falsch.
(E) Alle Aussagen sind falsch.

LÖSUNGEN

LÖSUNGEN

1. ANTWORTBOGEN

	(A)	(B)	(C)	(D)	(E)
SIMULATION 1					
1	☐	☐	☐	☐	☐
2	☐	☐	☐	☐	☐
3	☐	☐	☐	☐	☐
4	☐	☐	☐	☐	☐
5	☐	☐	☐	☐	☐
6	☐	☐	☐	☐	☐
7	☐	☐	☐	☐	☐
8	☐	☐	☐	☐	☐
9	☐	☐	☐	☐	☐
10	☐	☐	☐	☐	☐
11	☐	☐	☐	☐	☐
12	☐	☐	☐	☐	☐
13	☐	☐	☐	☐	☐
14	☐	☐	☐	☐	☐
15	☐	☐	☐	☐	☐
16	☐	☐	☐	☐	☐
17	☐	☐	☐	☐	☐
18	☐	☐	☐	☐	☐
19	☐	☐	☐	☐	☐
20	☐	☐	☐	☐	☐
21	☐	☐	☐	☐	☐
22	☐	☐	☐	☐	☐
23	☐	☐	☐	☐	☐
24	☐	☐	☐	☐	☐

	(A)	(B)	(C)	(D)	(E)
SIMULATION 2					
25	☐	☐	☐	☐	☐
26	☐	☐	☐	☐	☐
27	☐	☐	☐	☐	☐
28	☐	☐	☐	☐	☐
29	☐	☐	☐	☐	☐
30	☐	☐	☐	☐	☐
31	☐	☐	☐	☐	☐
32	☐	☐	☐	☐	☐
33	☐	☐	☐	☐	☐
34	☐	☐	☐	☐	☐
35	☐	☐	☐	☐	☐
36	☐	☐	☐	☐	☐
37	☐	☐	☐	☐	☐
38	☐	☐	☐	☐	☐
39	☐	☐	☐	☐	☐
40	☐	☐	☐	☐	☐
41	☐	☐	☐	☐	☐
42	☐	☐	☐	☐	☐
43	☐	☐	☐	☐	☐
44	☐	☐	☐	☐	☐
45	☐	☐	☐	☐	☐
46	☐	☐	☐	☐	☐
47	☐	☐	☐	☐	☐
48	☐	☐	☐	☐	☐

SIMULATION 3

	(A)	(B)	(C)	(D)	(E)
49	☐	☐	☐	☐	☐
50	☐	☐	☐	☐	☐
51	☐	☐	☐	☐	☐
52	☐	☐	☐	☐	☐
53	☐	☐	☐	☐	☐
54	☐	☐	☐	☐	☐
55	☐	☐	☐	☐	☐
56	☐	☐	☐	☐	☐
57	☐	☐	☐	☐	☐
58	☐	☐	☐	☐	☐
59	☐	☐	☐	☐	☐
60	☐	☐	☐	☐	☐
61	☐	☐	☐	☐	☐
62	☐	☐	☐	☐	☐
63	☐	☐	☐	☐	☐
64	☐	☐	☐	☐	☐
65	☐	☐	☐	☐	☐
66	☐	☐	☐	☐	☐
67	☐	☐	☐	☐	☐
68	☐	☐	☐	☐	☐
69	☐	☐	☐	☐	☐
70	☐	☐	☐	☐	☐
71	☐	☐	☐	☐	☐
72	☐	☐	☐	☐	☐

SIMULATION 5

	(A)	(B)	(C)	(D)	(E)
97	☐	☐	☐	☐	☐
98	☐	☐	☐	☐	☐
99	☐	☐	☐	☐	☐
100	☐	☐	☐	☐	☐
101	☐	☐	☐	☐	☐
102	☐	☐	☐	☐	☐
103	☐	☐	☐	☐	☐
104	☐	☐	☐	☐	☐
105	☐	☐	☐	☐	☐
106	☐	☐	☐	☐	☐
107	☐	☐	☐	☐	☐
108	☐	☐	☐	☐	☐
109	☐	☐	☐	☐	☐
110	☐	☐	☐	☐	☐
111	☐	☐	☐	☐	☐
112	☐	☐	☐	☐	☐
113	☐	☐	☐	☐	☐
114	☐	☐	☐	☐	☐
115	☐	☐	☐	☐	☐
116	☐	☐	☐	☐	☐
117	☐	☐	☐	☐	☐
118	☐	☐	☐	☐	☐
119	☐	☐	☐	☐	☐
120	☐	☐	☐	☐	☐

SIMULATION 7

	(A)	(B)	(C)	(D)	(E)
145	☐	☐	☐	☐	☐
146	☐	☐	☐	☐	☐
147	☐	☐	☐	☐	☐
148	☐	☐	☐	☐	☐
149	☐	☐	☐	☐	☐
150	☐	☐	☐	☐	☐
151	☐	☐	☐	☐	☐
152	☐	☐	☐	☐	☐
153	☐	☐	☐	☐	☐
154	☐	☐	☐	☐	☐
155	☐	☐	☐	☐	☐
156	☐	☐	☐	☐	☐
157	☐	☐	☐	☐	☐
158	☐	☐	☐	☐	☐
159	☐	☐	☐	☐	☐
160	☐	☐	☐	☐	☐
161	☐	☐	☐	☐	☐
162	☐	☐	☐	☐	☐
163	☐	☐	☐	☐	☐
164	☐	☐	☐	☐	☐
165	☐	☐	☐	☐	☐
166	☐	☐	☐	☐	☐
167	☐	☐	☐	☐	☐
168	☐	☐	☐	☐	☐

SIMULATION 4

	(A)	(B)	(C)	(D)	(E)
73	☐	☐	☐	☐	☐
74	☐	☐	☐	☐	☐
75	☐	☐	☐	☐	☐
76	☐	☐	☐	☐	☐
77	☐	☐	☐	☐	☐
78	☐	☐	☐	☐	☐
79	☐	☐	☐	☐	☐
80	☐	☐	☐	☐	☐
81	☐	☐	☐	☐	☐
82	☐	☐	☐	☐	☐
83	☐	☐	☐	☐	☐
84	☐	☐	☐	☐	☐
85	☐	☐	☐	☐	☐
86	☐	☐	☐	☐	☐
87	☐	☐	☐	☐	☐
88	☐	☐	☐	☐	☐
89	☐	☐	☐	☐	☐
90	☐	☐	☐	☐	☐
91	☐	☐	☐	☐	☐
92	☐	☐	☐	☐	☐
93	☐	☐	☐	☐	☐
94	☐	☐	☐	☐	☐
95	☐	☐	☐	☐	☐
96	☐	☐	☐	☐	☐

SIMULATION 6

	(A)	(B)	(C)	(D)	(E)
121	☐	☐	☐	☐	☐
122	☐	☐	☐	☐	☐
123	☐	☐	☐	☐	☐
124	☐	☐	☐	☐	☐
125	☐	☐	☐	☐	☐
126	☐	☐	☐	☐	☐
127	☐	☐	☐	☐	☐
128	☐	☐	☐	☐	☐
129	☐	☐	☐	☐	☐
130	☐	☐	☐	☐	☐
131	☐	☐	☐	☐	☐
132	☐	☐	☐	☐	☐
133	☐	☐	☐	☐	☐
134	☐	☐	☐	☐	☐
135	☐	☐	☐	☐	☐
136	☐	☐	☐	☐	☐
137	☐	☐	☐	☐	☐
138	☐	☐	☐	☐	☐
139	☐	☐	☐	☐	☐
140	☐	☐	☐	☐	☐
141	☐	☐	☐	☐	☐
142	☐	☐	☐	☐	☐
143	☐	☐	☐	☐	☐
144	☐	☐	☐	☐	☐

2. LÖSUNGEN

SIMULATION 1	(A)	(B)	(C)	(D)	(E)
1	☐	☐	■	☐	☐
2	☐	☐	☐	☐	■
3	☐	☐	☐	☐	■
4	■	☐	☐	☐	☐
5	☐	☐	■	☐	☐
6	☐	☐	☐	☐	■
7	☐	☐	■	☐	☐
8	☐	☐	☐	☐	■
9	☐	■	☐	☐	☐
10	☐	☐	☐	■	☐
11	☐	■	☐	☐	☐
12	☐	☐	☐	■	☐
13	■	☐	☐	☐	☐
14	☐	☐	■	☐	☐
15	☐	☐	☐	☐	■
16	☐	■	☐	☐	☐
17	☐	☐	☐	■	☐
18	☐	☐	☐	■	☐
19	☐	☐	☐	☐	■
20	☐	☐	☐	☐	■
21	☐	☐	■	☐	☐
22	■	☐	☐	☐	☐
23	☐	☐	☐	☐	■
24	■	☐	☐	☐	☐

SIMULATION 2	(A)	(B)	(C)	(D)	(E)
25	☐	☐	■	☐	☐
26	☐	☐	☐	■	☐
27	☐	☐	■	☐	☐
28	☐	☐	☐	☐	■
29	☐	■	☐	☐	☐
30	☐	☐	☐	■	☐
31	☐	☐	■	☐	☐
32	☐	■	☐	☐	☐
33	☐	☐	☐	☐	■
34	■	☐	☐	☐	☐
35	☐	■	☐	☐	☐
36	☐	☐	■	☐	☐
37	☐	☐	■	☐	☐
38	☐	☐	☐	■	☐
39	☐	☐	☐	■	☐
40	☐	■	☐	☐	☐
41	☐	■	☐	☐	☐
42	■	☐	☐	☐	☐
43	☐	☐	☐	☐	■
44	☐	☐	☐	☐	■
45	☐	☐	■	☐	☐
46	☐	☐	☐	■	☐
47	☐	■	☐	☐	☐
48	☐	☐	■	☐	☐

SIMULATION 3

	(A)	(B)	(C)	(D)	(E)
49					■
50		■			
51					■
52			■		
53					■
54		■			
55		■			
56	■				
57				■	
58					■
59		■			
60					■
61			■		
62		■			
63		■			
64					■
65				■	
66			■		
67		■			
68					■
69	■				
70			■		
71	■				
72				■	

SIMULATION 4

	(A)	(B)	(C)	(D)	(E)
73		■			
74			■		
75				■	
76				■	
77	■				
78			■		
79			■		
80		■			
81			■		
82		■			
83					■
84					■
85	■				
86				■	
87		■			
88					■
89				■	
90				■	
91			■		
92			■		
93			■		
94					■
95		■			
96				■	

SIMULATION 5

	(A)	(B)	(C)	(D)	(E)
97					■
98			■		
99				■	
100					■
101			■		
102			■		
103				■	
104					■
105		■			
106			■		
107		■			
108		■			
109					■
110			■		
111			■		
112	■				
113		■			
114				■	
115					■
116				■	
117	■				
118			■		
119	■				
120				■	

SIMULATION 6

	(A)	(B)	(C)	(D)	(E)
121			■		
122	■				
123			■		
124			■		
125					■
126					■
127			■		
128			■		
129		■			
130				■	
131			■		
132					■
133		■			
134				■	
135				■	
136				■	
137					■
138	■				
139					■
140	■				
141	■				
142			■		
143		■			
144				■	

SIMULATION 7

	(A)	(B)	(C)	(D)	(E)
145		■			
146		■			
147		■			
148				■	
149			■		
150				■	
151		■			
152			■		
153					■
154				■	
155				■	
156				■	
157	■				
158			■		
159					■
160					■
161					■
162			■		
163		■			
164				■	
165		■			
166			■		
167				■	
168					■

3. MUSTERLÖSUNGEN

SIMULATION 1

1. **Antwort C ist korrekt.**

   Aussage B ist falsch, da es möglicherweise deutlich mehr Frauen mit Darmbeschwerden gibt als Männer. Hingegen lässt sich Aussage C daher ableiten. Die Erfolgsquote bei Darmbeschwerden liegt bei Männern bei 60%, bei Frauen bei 45%. Insgesamt liegt die Erfolgsquote daher mindestens bei 45%. Da in der Aufgabenstellung lediglich prozentuale Aussagen über die Krankheiten gegeben sind, sind Aussagen über absolute Werte nicht ableitbar.

2. **Antwort E lässt sich ableiten.**

   Der prozentuale Anteil der Diabetes-Todesfälle ist von 15% auf 20% gestiegen, dies entspricht einer Zunahme von 33,33% (Dreisatz). Aussage A ist falsch, da nicht klar ist wie hoch der Anteil der unter 30-Jährigen und über 30-Jährigen ist. Da sämtliche Angaben in Prozent sind, lassen sich keine absoluten Aussagen treffen (B und C). Zudem lassen sich aus dem Schaubild keine ursächlichen Zusammenhänge folgern D.

3. **Antwort E lässt sich nicht ableiten.**

   Zwar ist die vegane Diät am vielversprechendsten, da jeder Veganer sein Leistungsniveau durch seine Ernährungsumstellung verbessern kann, allerdings ist in der Aufgabenstellung nichts darüber gesagt, wie die Ausgangsleistungsniveaus der Sportler zu Beginn der Diät im Vergleich sind. Sind nur leistungsstarke Läufer in der Mischkoststaffel und nur schwache Läufer in der Veganer-Staffel, wird die Mischkost-Staffel dennoch vor der Veganer-Staffel ins Ziel kommen

4. **Antwort A lässt sich nicht ableiten.**

   Zwar ist die Zahl der Neuerkrankungen bei Lungenkrebs gleich geblieben, allerdings haben die anderen Krebsarten zugelegt (insbesondere Prostatakrebs), sodass der relative Anteil der Lungenkrebserkrankungen gesunken ist (von ca. 42% auf 33%). Das Sterberisiko bei Prostatakrebs hat abgenommen, das Sterberisiko bei Lungen-, Dickdarm- und Magenkrebs ist hingegen nahezu konstant geblieben, sodass das durchschnittliche Sterberisiko gesunken ist.

5. **Antwort C lässt sich nicht ableiten.**

   Bei den männlichen Hobbysportlern sinken die untere und die obere Grenze der maximalen Sauerstoffkapazität um 1,5 je Altersschritt in der Tabelle, bei den weiblichen Hobbysportlern sinken die Grenzwerte um 2 bzw. 3. Da der VO_2max-Ausgangswert der Frauen kleiner ist, ist der prozentuale Rückgang größer. Da alle Werte sich auf das Körpergewicht beziehen und dieses im Nenner steht, lässt sich die relative maximale Sauerstoffkapazität durch eine Reduktion des Gewichts erhöhen.

6. **Antwort E lässt sich ableiten.**

   Wichtig ist die Formulierung „relativ gesehen", denn über die absolute Zahl der Patienten ist in der Aufgabenstellung nichts gesagt. Wichtig ist auch, dass in der Statistik nur die erfolgreich behandelten Patienten auftauchen.

7. **Antwort C lässt sich nicht ableiten,**

da beim ionischen Becken und im nordaustralischen Becken nur Einzelmessungen vorliegen und daher keine Aussagen zum Verlauf getroffen werden können.

8. **Antwort E lässt sich nicht ableiten.**

Kombiniert man L+PE, erkennt der kombinierte Test die Krankheit im Schnitt in 88 von 100 Fällen, kombiniert man hingegen PE+P, erkennt der kombinierte Test die Krankheit im Schnitt in 91 von 100 Fällen. Bei zwei durchgeführten Tests liefert P+PE demnach die zuverlässigsten Ergebnisse. Führt man alle Tests hintereinander durch, kommt es immerhin noch in 8 von 100 Fällen zu Fehlern, dennoch liefert diese Testkombination die zuverlässigsten Ergebnisse.

9. **Antwort B lässt sich nicht ableiten.**

Wird keine Magentablette eingenommen, dann nehmen die Magensekrete bei fett-armer Kost einen höheren Rauminhalt ein als bei fettreicher Kost. Bei fettarmer Kost wird die Nahrung langsamer verdaut, wenn eine Magentablette eingenommen wird. In allen Fällen nimmt der Anteil des Magensekrets (grauer Achsenabschnitt) am Magen-inhalt im Zeitablauf zu.

10. **Antwort D lässt sich ableiten.**

Die anaerobe Schwelle des Leistungssportlers liegt bei 280 Watt, die des Hobbysport-lers liegt bei 220 Watt, das heißt, er kann diese Belastungsintensität gerade noch dauerhaft erbringen. Die Laktatkonzentration im Muskel des Leistungssportlers ist an der anaeroben Schwelle höher als beim Hobbysportler. Aussage C ist falsch, da auch bei Intensitäten unterhalb der anaeroben Schwelle anfänglich der Laktatspiegel im Muskel ansteigt.

11. **Antwort B ist falsch.**

Da im Diagramm prozentuale Werte angegeben sind, lässt sich keine Aussage über die absolute Zahl der genesenen Patienten machen. Für den Behandlungszeitraum von 21 Tagen ist der Ordinatenwert bei 21 Tagen relevant. Dieser liegt bei medikamentöser Behandlung höher.

12. **Antwort D ist falsch.**

Zwar erzielt das Unternehmen den geringsten Umsatz mit dem Produkt und ist Markt-führer, bei einer großen Anzahl an Konkurrenzanbieter ist es jedoch denkbar, dass der Markt für dieses Medikament größer ist als die anderen Märkte. Kreis A ist am größten, daher erzielt das Unternehmen den meisten Umsatz mit Medikament A. Der relative Marktanteil von C ist kleiner als 1, daher gibt es einen Konkurrenten der in diesem Markt einen größeren Umsatz erzielt. Der relative Marktanteil von Medikament B liegt bei über 1,5, d.h. der Umsatz ist um mehr als 50% höher als beim schärfsten Konkur-renzprodukt. Das Marktwachstum von C ist am größten (linke Skala).

13. **Antwort A ist falsch.**

Zwischen der Erhöhung der Milchleistung und der Erhöhung der Krankheitsanfälligkeit liegt kein proportionaler Zusammenhang vor. Eine Steigerung des Kraftfutteranteils von 10% auf 12% verspricht eine Steigerung der Milchleistung um mehr als 5%, eine Er-höhung des Kraftfutteranteils von 0% auf 10% verspricht hingegen nur eine Steigerung der Milchleistung um ca. 3%.

14. **Antwort C lässt sich nicht ableiten.**
Zwar ist die Zahl der lebendigen weiblichen Individuen zu allen Intervallgrenzen mindestens so groß wie die Zahl der lebenden männlichen Individuen, allerdings lässt sich nicht ausschließen, dass die Zahl im Intervall selbst niedriger liegt. Einfaches Beispiel: An Tag 1 stirbt ein weibliches Individuum und kein männliches (249 999 < 250 000).

15. **Antwort E ist falsch,**
denn wird der Abbaupfad $q*(t)$ verfolgt, wird die erschöpfliche Ressource schneller abgebaut. **Aussage A** ist richtig, da die Kurve $q*(t)$ unterhalb von $q(t)$ verläuft und gleichzeitig $p*(t)$ unterhalb von $p(t)$. **Antwort B** ist richtig, die Abbaumenge $q(t)$ ist bei T gerade null. **Aussage C** ist richtig, da nach H bzw. T (je nach Abbaupfad) die erschöpfliche Ressource aufgebraucht ist, müssen die angegebenen Flächenstücke gleichgroß sein (sie entsprechen dem verfügbaren Ressourcenbestand zum Zeitpunkt $t = 0$). **Aussage D** ist richtig, da die Funktion $p(t)$ bzw. $p*(t)$ mit zunehmendem t ansteigt.

16. **Antwort B ist falsch,**
denn die Fischer können im Punkt B gerade die Menge D abfischen. Fischen sie hingegen B ab, schrumpft der Bestand auf null. In diesem Punkt ist das Bestandswachstum gleichzeitig am höchsten. **Aussage D** ist richtig, da die Fischer dann gerade die Menge abfischen, die im Zeitintervall hinzugekommen ist. Damit bleibt der Bestand langfristig konstant.

17. **Antwort D kann nicht abgeleitet werden.**
280 Männer und 50 Frauen hatten eine Bänderzerrung oder einen Bänderriss, das sind nur mehr als fünfmal so viele Männer wie Frauen. Da die Balken in beiden Fällen (Männer und Frauen) mehr als 100% ergeben, gab es Männer und Frauen, die mehr als eine Verletzung hatten. 120 Männer und 60 Frauen hatten einen Bruch (doppelt so viele Männer) und 200 Männer eine Kapselverletzung (25% von 800). Beide Balken für andere Verletzungen sind am längsten, also sind diese Verletzungen am häufigsten.

18. **Antwort D kann nicht abgeleitet werden.**
In der ersten Gruppe zeigen 25 Prozent der Versuchstiere eine stark gesteigerte Reaktion, wohingegen 50 Prozent der Gruppe eine stark verminderte Reaktion zeigen.

19. **Antwort E ist falsch,**
Körper 3 wird bei gleicher Kraftanstrengung am wenigsten beschleunigt. Das Gewicht der Körper lässt sich aus der Steigung der Geraden ablesen. Je steiler die Gerade, desto schwerer ist der Körper. Ein Körper wird umso mehr beschleunigt, je höher die einwirkende Kraft gewählt wird.

20. **Antwort E ist falsch.**

An Tag 5 gesunden etwa 1200 Patienten. Aussage A ist richtig, da innerhalb der ersten drei Tage 50% der Patienten genesen, die Medikament A nehmen. Bei Medikament B wird dieser Wert nach vier Tagen erreicht. Zur Bestätigung von Aussage B zählt man die Patienten, die am sechsten Tag genesen und setzt die Differenz zur Gesamtzahl der Patienten ins Verhältnis zur Gesamtzahl der Patienten (ca. 1200 / 6000 = 20%). Antwort C ist richtig, denn zwischen Tag 2 und Tag 4 ist der Balken von A höher als der Balken von B. Danach vergleicht man die Gesamtzahl der noch nicht gesundeten Patienten, die Medikament A nehmen, mit der dem Balken von Medikament B und Tag 5 (und danach mit Tag 6). Da dieser Balken nicht durch A übertroffen werden kann, ist die Aussage als richtig einzustufen. Aussage D ist richtig, nach vier Tagen sind 90% der Patienten genesen, die Medikament A nehmen und 40% der Patienten, die Medikament C nehmen.

21. **Antwort C ist korrekt.**

Zu Beginn des Vorgangs ist der relative Anteil beider Flüssigkeiten überall im Gefäß 50%, am Ende des Vorgangs ist der relative Anteil an Pflanzenöl im kompletten oberen Bereich bei 100%, im unteren Bereich ist der relative Anteil des destillierten Wassers bei 100%. Die Antworten B und D können demnach sofort ausgeschlossen werden. Da der Vorgang unterschiedlich schnell verläuft, kann auch Antwort A ausgeschlossen werden. Nach der Hälfte der Zeit fand bereits ein überproportionaler Ausgleich statt, also kommt nur Antwort C infrage.

22. **Antwort A ist falsch.**

Der atmosphärische Druck ist proportional zur Höhe, auf der man sich befindet. Mit zunehmender Höhe sinkt der Druck ab. Das bedeutet, dass das Wasser mit zunehmender Höhe bei einer immer niedrigeren Temperatur zu kochen beginnt und damit bei einer niedrigeren Temperatur als im Flachland siedet. Zudem liegt keine Proportionalität zwischen Siedetemperatur und Druck vor, da die Gerade nicht durch den Ursprung bzw. Nullpunkt geht und es keinen konstanten Proportionalitätsfaktor gibt.

23. **Antwort E ist falsch.**

Die Wahrscheinlichkeit liegt bei etwa 14% (⁶⁄₄₃ = 13,95%). Da sich die prozentualen Angaben jeweils auf die Gesamtbevölkerung beziehen, lassen sich auch absolute Aussagen treffen. Laut den Diagrammen haben 15% einen negativen Rhesusfaktor (entsprechen 12,3 Millionen Bürgern), 85% einen positiven Rhesusfaktor (entsprechen 69,7 Millionen Bürgern).

24. **Antwort A ist falsch.**

Für eine optimale Leistungssteigerung (Superkompensation) ist das richtige Verhältnis von Belastung und Erholung maßgeblich. Wird die Trainingsintensität zu hoch gewählt, werden längere Erholungspausen notwendig oder es drohen sogar Verletzungen. Ist die Trainingsintensität hingegen zu niedrig, reicht der Trainingsreiz unter Umständen nicht aus, um eine Leistungssteigerung herbeizuführen. Das Leistungsniveau ändert sich nicht, wenn die Pausen zwischen den sportlichen Betätigungen zu lang sind (beispielsweise einmal alle drei Wochen Joggen).

25. **Antwort C ist korrekt.**

Zu A: Richtig, siehe Diagramm.

Zu B: Richtig, siehe Diagramm.

Zu C: Falsch, insgesamt ist zwar eine Abnahme zu verzeichnen, allerdings sind auf dem Graphen immer wieder „Ausschläge" nach oben zu verzeichnen, bspw. zwischen 2002 und 2007.

Zu D: Richtig, hier kreuzen die beiden Graphen.

Zu E: Richtig, siehe Diagramm: Dort ist die Steigung am steilsten.

26. **Antwort D ist korrekt.**

Zu A: Falsch, weil keine separaten Angaben zu den einzelnen Jahren vorliegen, sondern lediglich Gesamtwerte für den genannten Zeitraum. Außerdem bezieht sich das Diagramm nur auf Kinder und lässt alle weiteren Bevölkerungsgruppen außen vor.

Zu B: Falsch, sonst hätten ja 100% aller Kinder Krebs. 3,5% der an Krebs erkrankten Kinder hatten einen Keimzelltumor.

Zu C: Falsch: Der Sektor „Sonstiges" schließt noch weitere Krebsarten mit ein, allerdings ist die Verteilung nicht bekannt.

Zu D: Richtig, da sowohl der Zeitraum als auch die Gruppe (Kinder), auf die sich das Diagramm bezieht, berücksichtigt wird. Außerdem wird hier der Zeitraum als Ganzes betrachtet und nicht die einzelnen Jahre, wie bei A.

Zu E: Falsch, das Diagramm macht keinerlei Aussagen zur Sterblichkeit und Todesursachen.

27. **Antwort C ist korrekt.**

Zu A: Falsch, nur bei 16,2 Prozent der untersuchten Frauen. Dies kann hier nicht auf die Allgemeinheit übertragen werden.

Zu B: Falsch, zwar hat diese Gruppe den größten prozentualen Anteil, dieser ist jedoch trotzdem < 50 Prozent.

Zu C: Richtig, nimmt man die 3 Werte zusammen kommt man auf ca. 52 Prozent.

Zu D: Falsch, da noch weniger untersuchte Frauen eine Schwankungsbreite von 16–17 Tagen haben.

Zu E: Falsch, siehe Diagramm: 18+ betrifft beispielsweise mehr Frauen als 0–3 Tage.

28. **Antwort E ist korrekt.**

Zu I: Falsch, da die beiden Y-Achsen völlig verschieden skaliert sind. Eine Überschneidung der beiden Graphen bedeutet hier also keine Gleichheit der Werte – somit ist diese Information nicht aus dem Diagramm ablesbar. (Man weiß ja auch nicht, wie viele Frauen es in Bangladesch gibt).

Zu II: Falsch, da die Kindersterblichkeit (wie im Diagramm abzulesen) bei 7 Geburten/Frau geringer ist als bei 6 Geburten/Frau.

Zu III: Falsch, da sie zunächst noch ansteigt.

29. Antwort B ist korrekt.

Zu A: Falsch, um 0,4 Prozentpunkte.

Zu B: Richtig, grob überschlagen sind 0,7% noch ca. 10% vom Vorwert – dieser sinkt also um 90 Prozent ab.

Zu C: Möglich, aber nicht aus dem Diagramm ableitbar.

Zu D: Falsch, um 22 Prozent.

Zu E: Falsch, da das Diagramm nur Mittelwerte für den Zeitraum 1990–2010 aufzeigt, was davor und danach passiert, wird nicht erwähnt.

30. Antwort D ist korrekt.

Zu A: Falsch, da die Kurve zu Beginn noch kurz ansteigt.

Zu B: Falsch, da keine absoluten Angaben vorliegen.

Zu C: Falsch, da keine absoluten Angaben vorliegen.

Zu D: Richtig, von 80% auf 40% ist eine Abnahme um 50%.

Zu E: Falsch, da keine absoluten Angaben vorliegen. (Es könnte zum Beispiel sein dass nur 10 Mädchen befragt wurden, unter diesen wären dann zwar 8/9 Alkoholabstinente – wenn aber 100 Jungen befragt wurden – sind schon 10% Alkoholabstinente mehr.)

31. Antwort C ist korrekt.

Zu I: Ist nicht korrekt, da dies nur für den erfassten Zeitraum gültig ist – die Zahl war möglicherweise im November oder Dezember noch höher.

Zu II: Ist nicht korrekt, eine Proportionalität würde voraussetzen, dass der Quotient Todesfälle/Bekannte Fälle immer gleich ist – was nicht der Fall ist.

Zu III: Ist korrekt, da nur der angegebene Zeitraum betrachtet wird, und hier ist die Zahl der Ebola-Toten nirgends niedriger als dort, wo der Graph ansetzt.

32. Antwort B ist korrekt.

Zu A: Falsch, unzulässige Verallgemeinerung.

Zu B: Richtig, grob überschlagen sind 7% von 38 000 2600 und 4% von 41 000 1600, also circa 1000 Männer mehr bzw. etwa 1000 Frauen weniger.

Zu C: Falsch, nicht 10% mehr, es sind im Diagramm lediglich 10 Prozentpunkte mehr!

Zu D: Falsch, da hier von einer Stichprobe auf die deutsche Bevölkerung geschlossen wird.

Zu E: Falsch, da hier von einer Stichprobe auf die deutsche Bevölkerung geschlossen wird.

33. Antwort E ist korrekt.

Zu A: Die Messzeitpunkte sind nicht jährlich, sondern im Abstand mehrerer Jahre, daher kann keine Aussage über den jährlichen Verlauf getroffen werden.

Zu B: Falsch, die Sterblichkeit im 1. Lebensmonat nahm um ca. 40% ab, die Sterblichkeit der Kinder von 2 Monaten bis zum 5. Lebensjahr allerdings um 56%.

Zu C: Falsch, die Anzahl der Tode 2013 betragen noch 60% des Ausgangswertes und haben somit um 40% abgenommen.

Zu D: Falsch, zwar ein bekannter Fakt, der allerdings nicht aus den Informationen ableitbar ist.

Zu E: Richtig – die Gruppe „bis zum 5. Lebensjahr" schließt beide Gruppen mit ein.

34. **Antwort A ist korrekt.**

    Zu I: Richtig: Je höher der Östradiolspiegel, desto geringer der FSH/LH-Spiegel (und umgekehrt).

    Zu II: Falsch, da zum Einen nicht das ganze Leben im Diagramm aufgezeigt wird und zum Anderen der Progesteronspiegel zu Beginn noch recht stabil ist.

    Zu III: Falsch, da keine Angaben zu Hormonspiegeln vor dem 30. Lebensjahr gemacht werden. Zudem sind keine absoluten Spiegelwerte angegeben.

35. **Antwort B ist korrekt.**

    Zu A: Falsch, um circa 10%.

    Zu B: Richtig

    Zu C: Falsch, unzulässige Verallgemeinerung: Es gibt keine Ort/Zeitangaben bzw. weitere Informationen darüber welche Drogen gemeint sind.

    Zu D: Falsch, sie waren um 0,7 Jahre älter, was in etwa 8 Monaten entspricht.

    Zu E: Falsch, das Durchschnittsalter der Jugendlichen beim Erstkonsum von harten Drogen betrug 2012 16 Jahre.

36. **Antwort C ist korrekt.**

    Zu A: Falsch, siehe Diagramm.

    Zu B: Falsch, sie steigt um knapp 2 Millionen Menschen an.

    Zu C: Richtig

    Zu D: Falsch, aus dem Diagramm lässt sich keine Aussage zu den Neuinfektionen ableiten.

    Zu E: Falsch, da nicht angegeben ist, um wie viel die Weltbevölkerung in diesem Zeitraum gewachsen ist, kann keine Aussage darüber getroffen werden wie hoch der Anteil zum jeweiligen Zeitpunkt war.

37. **Antwort C ist korrekt.**

    Zu A: Falsch, da die Mutter im angegebenen Zeitraum 3200 Gramm zunimmt.

    Zu B: Falsch, da in den ersten 12 SSW keine Gewichtszunahme stattfindet.

    Zu C: Richtig, hier steigt das Gewicht pro Woche am meisten an.

    Zu D: Falsch, da die Gewichtszunahme erst ab der 12. SSW beginnt.

    Zu E: Falsch, da man keine genauen Werte zum Gewicht des Babys hat.

38. **Antwort D ist korrekt.**

    Zu A: Falsch, da im Infotext erwähnt wird, dass ein konstanter BZS erstrebenswert sei – und bei einer Mahlzeit mit hohem GI schwankt dieser sehr stark.

    Zu B: Falsch, unzulässige Verallgemeinerung zum Einen, zum Anderen schwankt der BZS bei einem hohen GI stärker, sind also nicht empfehlenswert.

    Zu C: Falsch, nach 70 Minuten ist das Maximum bei einer Mahlzeit mit hohem glykämischen Index erreicht.

    Zu D: Richtig, bei niedrigerem glykämischen Index ist der BZ-Anstieg länger andauernd.

    Zu E: Falsch, der Blutzucker steigt um max. 30 mg/dl, das entspricht 37,5%.

39. Antwort D ist korrekt.

Zu A: Falsch, da es sich hier nur um die neu erkrankten, gemeldeten Fälle handelt. Die Anzahl aller Erkrankten lässt sich daraus nicht ableiten.

Zu B: Falsch, 2002 betrug der Wert der Fälle noch etwa 60% vom vorigen Wert.

Zu C: Falsch, da es sich wieder nur um die neu erkrankten, gemeldeten Erkrankungen handelt.

Zu D: Richtig

Zu E: Falsch, da nur die Anzahl der Neuerkrankungen um ca. 70% zurückgegangen ist.

40. Antwort B ist korrekt.

Zu I: Falsch, sie sind zwar bei 89 cm gleichermaßen angestiegen, allerdings verschieden schnell (Steigungen beachten).

Zu II: Richtig, da es sich hierbei annähernd um eine Gerade handelt kann man von einer linearen Zunahme sprechen.

Zu III: Richtig

41. Antwort B ist korrekt.

Zu A: Falsch, da sich die Statistik nur auf die internistischen Ärzte bezieht.

Zu B: Richtig, das Durchschnittsalter ist um mehr als 5% angewachsen.

Zu C: Falsch, über die Anzahl der Ärzte wird keine Aussage getroffen.

Zu D: Falsch, die Differenz der Altersspanne beträgt weniger als 4 Jahre.

Zu E: Falsch, 2003 sind es noch keine 10 Jahre.

42. Antwort A ist korrekt.

Zu A: Richtig

Zu B: Falsch, da keine absoluten Angaben von 1998 vorliegen.

Zu C: Falsch, da keine absoluten Angaben von 1998 vorliegen.

Zu D: Falsch, es erfolgte eine Reduktion um circa 15 Prozentpunkte oder circa 50 Prozent.

Zu E: Falsch, da die Reduktion weniger als 50 Prozent betrug.

43. Antwort E ist korrekt.

Zu I: Falsch, da von keinen anderen Symptomen die Rede ist, sondern nur von Fieber.

Zu II: Falsch, hier ist nur von Durchschnittswerten die Rede.

Zu III: Falsch, siehe II (Es hat bestimmt auch schon Erkältungen mit höheren Temperaturen gegeben!).

44. Antwort E ist korrekt.

Zu A: Falsch, da keine absoluten Angaben vorliegen (und 2005 nur für Bayern gilt).

Zu B: Falsch, um ca. 10 Prozentpunkte (außerdem: keine Schlussfolgerung möglich, da 2005 nur für Bayern gilt!).

Zu C: Falsch, da keine absoluten Angaben vorliegen.

Zu D: Falsch, die Anzahl sank um 70 Prozentpunkte oder 78 Prozent.

Zu E: Richtig, die Anzahl sank um 66,7 Prozent von 90 Prozent auf 30 Prozent.

45. Antwort C ist korrekt.

Zu A: Falsch – es gab stets mehr Neuerkrankungen unter den Frauen. Die Anzahl der Erkrankten kann daraus nicht abgeleitet werden.

Zu B: Falsch, die Zahl der Neuerkrankungen steigt nicht linear. Bei einer linearen Steigerung wäre das Schaubild eine Gerade.

Zu C: Richtig

Zu D: Falsch, unzulässige Verallgemeinerung.

Zu E: Falsch, ca. 50% bei Männern, aber nur circa 25% bei Frauen.

46. Antwort D ist korrekt.

Zu A: Falsch, es stimmten 712 Personen für Option B.

Zu B: Falsch, da die Umfrage keine Fakten, sondern Meinungen widerspiegelt, zum anderen wäre dies nur unter der Voraussetzung gültig, dass keine weiteren Optionen existieren.

Zu C: Falsch, da die Umfrage nur Meinungen widerspiegelt und keine Fakten.

Zu D: Richtig

Zu E: Falsch, nur nach Meinung der Befragten.

47. Antwort B ist korrekt.

Die häufigste Knieverletzung im Fußball ist der Meniskusschaden, jedoch gibt es evtl. noch häufigere Verletzungen außerhalb des Knies. Die Wahrscheinlichkeit für Außen-/Innenbandrisse liegt bei Fußball mit 20 Prozent um 100 Prozent höher als beim Skifahren (10 Prozent). Nur bei Knieverletzungen liegt zu 40 Prozent kein Kreuzbandriss beim Skifahren vor. Die Wahrscheinlichkeit eines Meniskusschadens ist im Fußball um 15 Prozentpunkte höher als beim Skifahren. Lediglich die Wahrscheinlichkeit eines Knorpelschadens ist dreimal so hoch, hierbei sind keine absoluten Aussagen über die Häufigkeit möglich.

48. Antwort C ist korrekt.

Zu I: Falsch, da nur ausgewählte Symptome berücksichtigt wurden.

Zu II: Richtig, da die Schnittmenge von Brustbeinschmerzen (90 Prozent) und Schmerzen in der linken Schulter (55 Prozent) mindestens 45 Prozent und höchstens 55 Prozent beträgt.

Zu III: Falsch, da aufgrund der Möglichkeit der Mehrfachnennung die Prozentwerte nicht einfach addiert werden können.

49. Antwort E ist falsch.

Nach den Investitionen sind noch 25 von 65 Fällen von MRSA verursacht, dies sind deutlich mehr als ein Drittel. Alle Keime treten nach den Investitionen seltener auf, das heißt, die Situation hat sich grundlegend gebessert. Vor den Investitionen sind es 90 Fälle pro Jahr, der Rückgang beträgt 25 Fälle (ca. 28%). Der Rückgang war für VRE relativ gesehen am stärksten (von 25 auf 15, also 40%).

50. Antwort B ist korrekt.

Der Ausgleichsvorgang läuft bei t = 0 am schnellsten ab und wird dann immer langsamer. Außerdem startet er auf der linken Seite bei T_1 und auf der rechten Seite bei T_2.

51. Antwort E lässt sich ableiten.

Es handelt sich um eine bedingte Wahrscheinlichkeit. Innerhalb des ersten Stadiums sterben 25% der Männer. Die restlichen 75% bilden den neuen Grundwert. Gemäß Grafik sterben im zweiten Stadium doppelt so viele Männer wie im dritten Stadium, die Wahrscheinlichkeit im zweiten Stadium zu sterben liegt also bei 66,7%, sofern ein Mann das erste Stadium überlebt hat. Da keine Angaben über die absoluten Zahlen der männlichen und weiblichen Erkrankten vorliegen, lassen sich diese auch nicht vergleichen.

52. Antwort C lässt sich ableiten.

Arzt und Patient stellen bei Gabe des Placebos in 75% der Fälle eine Besserung oder keine Änderung fest. Da beide Gruppen unterschiedlich groß sind, lässt sich Aussage B nicht herleiten. Jeder vierte Patient stellt bei Gabe des Placebos eine Verschlechterung fest. Patienten verspüren in 75% der Fälle eine Veränderung nach Gabe des Placebos. Die Therapie mit dem Medikament ist der Placebogabe überlegen.

53. Antwort E ist korrekt.

Die Durchfallquote der Frauen ist in Chemie mit 60% am höchsten, demnach haben mehr als die Hälfte der weiblichen Klausurteilnehmer die Chemieklausur nicht bestanden. Aussage A ist falsch, da zwar die Durchfallquoten für Männer in diesen Fächern höher liegen, jedoch keine Information vorliegt, wie viele Frauen und Männer an den Klausuren absolut teilgenommen haben. Aussage B wäre richtig, wenn alle Klausuren gleich viele Teilnehmer geschrieben hätten. Da dies jedoch nicht der Fall ist, lässt sich auch B nicht ableiten. Gleiches gilt für C und D.

54. Antwort B lässt sich nicht ableiten.

Insgesamt fielen in den einzelnen Modulen maximal (bei Überschneidungen ist die Durchfallquote geringer) 20% + 10% + 20% + 20% = 70% durch (jeweils zweiter Balken der Modulklausuren). Diese (höchstens) 70% treten also zum Zweitversuch an. Davon schafften es 60% im zweiten Versuch, bezogen auf den Ausgangswert sind dies daher höchstens 0,6 * 0,7 = 0,42 = 42%. Die Durchfallquote in Modul 2 war mit 10% am geringsten. In Modul 4 bestanden 80% und in Modul 1 fielen 20% durch.

55. Antwort B lässt sich nicht ableiten.

Es liegt keine Aussage darüber vor, wie sich die Werte während der 5-Wochen-Intervalle entwickeln. Es ist also durchaus möglich, dass innerhalb eines Intervalls die Zahl der noch lebenden Frauen unter die Zahl der noch lebenden Männer rutscht. In jedem Zeitintervall sterben 164 Frauen und 5% der Männer. Bei den Frauen liegt also ein linearer Zusammenhang zwischen Krankheitsdauer und Anzahl der Todesfälle vor.

56. Antwort A ist korrekt.

Da die Menge aus Gefäß 2 mit der höheren Kochsalzlösung, die in Gefäß 1 überläuft, in gleichen Zeitintervallen konstant ist, nimmt die Konzentration in Gefäß 1 auf jeden Fall zu (Kurve C und D können ausgeschlossen werden). Der Konzentrationsunterschied wird jedoch im Laufe der Zeit immer geringer, weshalb die Konzentration in Gefäß 1 am Anfang schneller zunimmt als am Ende.

57. Antwort D lässt sich nicht ableiten.

In den ersten Tagen ist das Wachstum bei niedrigerem Sauerstoffgehalt und bei niedrigerer Temperatur größer.

58. Antwort E lässt sich nicht ableiten.

Die Wahrscheinlichkeiten hängen vom Ergebnis aus Stufe 1 ab. Wurde dort B, C oder D gewählt, stimmt die Aussage. Wurde A gewählt, dann nicht. Es gibt $4^3 = 64$ Verschlüsselungen. In Stufe 2 ist der Mutationstyp eindeutig bestimmt, wenn a gewählt wurde. Es gibt 20 Möglichkeiten für Mutationstyp A (31,25%). Cc1l kodiert für Typ A.

59. Antwort B lässt sich nicht ableiten.

Die Durchschnittskosten sind oberhalb von einer Patientenanzahl von 200 in Praxis B höher als in Praxis C, vorher sind sie niedriger. Die Fixkosten (Schnittpunkt mit y-Achse) sind in Praxis C mit ca. 75.000 € am höchsten. Die Kosten pro Patient ergeben sich aus der Steigung der Geraden: je niedriger die Steigung, desto niedriger sind die Kosten pro behandeltem Patient. Also sind die Kosten pro behandelten Patienten in Praxis C am niedrigsten und in Praxis B am höchsten.

60. Antwort E lässt sich nicht ableiten.

Dies wäre nur der Fall, wenn die Anzahl der Geimpften, die ihren Impfschutz aufgefrischt haben, gleich der Anzahl der Geimpften ist, die ihren Impfschutz nicht aufgefrischt haben. Die Infektionsgefahr für Röteln lässt sich durch Auffrischung um 85% senken D. Alle Balken werden durch Auffrischung der Impfungen kleiner, weshalb alle Impfungen zu empfehlen sind A. Der Balken für Masern (ohne Auffrischung) ist mit 15% am höchsten. Dadurch sinkt das durchschnittliche Infektionsrisiko bei einer Masern-Auffrischung am meisten C. Die vier Balken „mit Auffrischung" sind kleiner als die vier Balken „ohne Auffrischung", d.h. bei drei durchgeführten Auffrischungen, ist das Infektionsrisiko für die nicht aufgefrischte Krankheit stets am höchsten B.

61. Antwort C lässt sich nicht ableiten.

Für „oder" ist die Vereinigungsmenge zu bilden. Ist die Schnittmenge zwischen Halluzinationen und Durchfall leer, gibt es demnach 350 Patienten die Halluzinationen oder Durchfall hatten (35%). Für A ist die minimale Schnittmenge zu bestimmen, hier sind dies $(726 - 500) + (623 - 500) = 226 + 123 = 349$ Patienten (34,9%). Da Übelkeit und Gliederschmerzen zusammen über 1000 Fälle haben, ist der Schnitt beider Mengen niemals leer. Für E sind die Mengen zu vergleichen, da die Menge Durchfall die Anzahl 272 besitzt und Menge Fieber 412 Fälle, gibt es mindesten 140 Fälle von Fieber, die nicht gleichzeitig Durchfall hatten. D stimmt, wenn die Mengen Übelkeit und Gliederschmerzen eine echte Teilmenge von Kopfschmerzen sind.

62. Antwort B lässt sich nicht ableiten.

Durch Ablesen ergibt sich eine Menge von 4700 Neuinfektionen in Land B und 4400 Heilungen über den Zeitraum. Die Zahl der infizierten Personen hat also um 300 zugenommen. Zwar konnten in Land A an Tag 3 bereits mehr Patienten geheilt werden als Neuinfektionen hinzu kamen, da dies für Tag 4 jedoch nicht mehr galt, galt die Epidemie erst ab Tag 5 als kontrolliert, für Land B ab Tag 6. Die durchschnittliche Zahl der Neuinfektionen pro Tag war bei Land A $4800 / 7 = 686$ Patienten und für Land B bei $4700 / 7 = 672$ Patienten. Das Verhältnis aus geheilten Patienten zu Neuinfektionen ist an Tag 7 mit $800 / 200 = 4$ am größten, für alle anderen Tage werden niedrigere Werte erreicht (Beispiel: Tag 1: $400 / 650 = 0,62$). Die Zahl der Neuinfektionen sank ab dem fünften Tag in Land A.

63. Antwort B lässt sich nicht ableiten.

Für die 16 Personen aus Gruppe C, die 22 Personen aus Gruppe D sowie die 4 Personen aus Gruppe F (Ausdauergruppe) liegt der Ruhepuls nach den sechs Monaten zwischen 65 und 75 Schlägen, insgesamt sind dies 42 Personen (vor dem Experiment sind es 56 Personen). Der Ruhepuls von Trainingsgruppe F steigt von 80 um 4 Schläge auf 84. Da gleichzeitig der Ruhepuls bei beiden Trainingsgruppen G um mehr als einen Schlag sinkt, ist dies der höchste Wert.

64. Antwort E lässt sich ableiten.

Da zur Herstellung einer Einheit Hautlotion 2 mehr Einheiten des Rohstoffs a notwendig sind, wird nur Hautlotion 1 hergestellt. Für eine Einheit sind $5 * 75 = 375$ Einheiten notwendig, für 5 Einheiten also gerade 1875 Einheiten. Für die Herstellung von 5 Einheiten der Hautlotion 1 werden $5 * 5 * 20 = 500$ Einheiten des Rohstoffs b benötigt, für die Herstellung einer Einheit der Hautlotion 2 werden hingegen $20 * 10 + 25 * 45 = 1325$ Einheiten des Rohstoffs b benötigt. Für 4 Einheiten der Hautlotion 2 werden $4 * 20 * 35 + 4 * 5 * 20 = 3200$ des Rohstoffs a benötigt. Bei C ist Rohstoff c der Engpass, aus der angegebenen Menge lassen sich nur 6 Einheiten der Hautlotion 1 herstellen. Für die Herstellung einer Einheit der Hautlotion 1 werden $15 * 50 = 750$ Einheiten des Rohstoffs c benötigt, für die gleiche Menge der Hautlotion sind nur $5 * 60 = 300$ Einheiten des Rohstoffs c notwendig. Dies sind $(750 / 300 - 1) = 150\%$ mehr des Rohstoffes c.

65. Antwort D lässt sich ableiten.

Die relativen Anteile der 75-jährigen Männer bei den Todesursachen Krebs und Herzinfarkt sind gleich, demnach gibt es genauso viele Tote bei beiden Todesursachen, da sich beide Werte auf denselben Grundwert beziehen (Anzahl der 75-Jährigen, die verstorben sind). Da keine absoluten Werte der Todesfälle von Männern und Frauen vorliegen, lassen sich über die absoluten Werte im Vergleich zwischen den Geschlechtern auch keine Aussagen treffen. Die Todesursache Herzinfarkt ist bei Jugendlichen kaum vertreten, spielt also eine untergeordnete Rolle. Eine kleine Anzahl an Frauen im Alter von 75 Jahren ist infolge von Unfällen verstorben.

66. Antwort C lässt sich nicht ableiten.

In einer Entfernung von 15 Kilometern gibt es keine Pilze, wohingegen Pilze in 3 km Entfernung vorkommen. Zur Verifizierung von D ist zunächst die Strahlung für die angegebenen Intervalle abzulesen: Zwischen 15 und 0 Kilometern steigt die Strahlenbelastung von 50 auf 100 Prozent, für diese Strahlungswerte sinkt die Artenvielfalt in der Pflanzenwelt von 75% auf 0%. Zwischen 40 und 15 Kilometern steigt die Strahlenbelastung von 25% auf 50%, die Artenvielfalt bei den Pflanzen nimmt von ca. 90% auf 75% ab. Der relative Rückgang ist also im ersten Fall größer. In einer Entfernung von 13 Kilometern beträgt die Verstrahlung 50%, dort sind ca. 15–20% der Tierarten vertreten. Ab einer Strahlenbelastung von 70% gibt es keine Tierarten mehr, ab einer Strahlenbelastung von ca. 85% keine Pflanzen, zwischen 70 und 80% gibt es also Pflanzen aber keine Tiere. In einer Entfernung von 40 Kilometer beträgt die Verstrahlung noch 25% (erste Grafik).

67. Antwort B ist korrekt.

Das linke Diagramm zeigt den proportionalen Zusammenhang zwischen Zeit und Druck, beim rechten liegt bis zu p* näherungsweise ein proportionaler Zusammenhang vor, danach nimmt der Druck mit voranschreitender Zeit immer weniger stark zu. Bei E ist dies nicht der Fall, dort nimmt beim rechten Diagramm der Druck ab p* mit voranschreitender Zeit proportional zu.

68. Antwort E kann nicht abgeleitet werden.

Die Anzahl an Knie-Operationen ist im Kreiskrankenhaus um 25% gefallen. 2015 hat die Privatklinik 1100 Operationen durchgeführt, das Kreiskrankenhaus nur 1000. Die Knieoperationen sind in der Privatklinik von 100 auf 400 gestiegen, dies entspricht einer Zunahme um 300%. Insgesamt wurden 2015 genau 2100 Operationen durchgeführt, 2014 nur 1500. Die Privatklinik hat 2014 genau 100 Hüften operiert, 2015 dann 200 (doppelt so viele, Zunahme um 100%).

69. Antwort A erfüllt die Anforderung nicht.

Für alle Aussagen sind jeweils die „Extremlösungen" zu prüfen. Bei Anwendung nach einer Mahlzeit wird erst nach 120 Minuten eine Einnahme notwendig. Die 10 µg/ml werden dann in 30 Minuten abgebaut. Also ist eine Einnahme nach 120 und nach 150 Minuten notwendig, insgesamt also mindestens zwei Einnahmen. Nach einer Mahlzeit darf Präparat B erst eingenommen werden, wenn die Wirkstoffkonzentration auf 30 µg/ml gefallen ist, dies ist nach 90 Minuten der Fall. Die erste Einnahme von Medikament A kann bei einer Einnahme vor der Mahlzeit erst nach 40 Minuten stattfinden (dann ist die Wirkstoffkonzentration bei 40 µg/ml). Danach kann alle 20 Minuten eine weitere Einnahme erfolgen, sofern danach gegessen wird. Maximal sind folgende Einnahmezeitpunkte möglich: 40/60/80/100/120/140/160/180 (8 Einnahmen).

70. **Antwort C lässt sich nicht ableiten.**

    Es wurden 25 von 500 Männern mit einem Alkoholpegel von > 3 Promille und 10 von 200 Frauen mit diesem Pegel überprüft, in beiden Fällen sind dies 5%. Ein Platzverweis wird laut Aufgabenstellung bei einem Alkoholpegel > 3 Promille oder bei erhöhter Gewaltbereitschaft ausgesprochen. Das Minimum der Anzahl der ausgesprochenen Platzverweise wird erreicht, wenn die Schnittmenge dieser beiden Mengen für Männer und Frauen maximal ist, d.h. alle Personen, die ein erhöhtes Gewaltpotential zeigen auch einen Alkoholpegel von > 3 Promille aufweisen. Insgesamt gibt es also mindestens 25 Männer und 10 Frauen = 35 Personen, die verwiesen werden. Die Artikulationsfähigkeit von 230 Personen ist beeinträchtigt. Insgesamt wurden 700 Personen erfasst, damit sind dies gerade 33% der Personen. Es klagten 110 von 200 Frauen über Übelkeit (= 55%) und nur 40 von 500 Männern (= 8%). 150 von 200 Frauen sind hinsichtlich ihrer Fortbewegung eingeschränkt, im Schnitt also 3 von 4 Frauen. 110 von 200 Frauen ist schlecht (55%) und nur 40 von 500 Männern (8%).

71. **Antwort A ist korrekt.**

    Da die Beschleunigung konstant ist, ändert sich die Geschwindigkeit proportional mit der Zeit. Lösung E ist falsch, da die Messingkugel fallen gelassen wird und damit keine Anfangsgeschwindigkeit besitzt.

72. **Antwort D lässt sich nicht ableiten.**

    Es gibt 6 * 4 * 3 = 72 Verschlüsselungen. In Stufe 2 ist der Mutationstyp bereits eindeutig bestimmt, wenn 1 gewählt wurde. Es gibt 24 Möglichkeiten für Mutationstyp A (33,3%), nur 22 Möglichkeiten für C (30,6%). Für A und B in Stufe 1 liefern b und c aus Stufe 3 die gleichen Ergebnisse.

73. Antwort B ist korrekt.

Zu A: Falsch, 2198 Befragte sind nicht repräsentativ für die deutsche Gesellschaft – daher ist ein solcher logischer Schluss nicht zulässig.

Zu B: Richtig, 8,7% von 2198 sind (etwa, mit Rundungen) 190 Personen.

Zu C: Falsch, nur 205 Personen mehr.

Zu D: Falsch, da diese Aussage keinen Anhaltspunkt im Diagramm hat.

Zu E: Falsch, da keine Aussagen darüber gemacht werden, wie viele Weisheitszähne pro Person insgesamt entfernt werden.

74. Antwort C ist korrekt.

Zu A: Falsch, Prozente können aufgrund der fehlenden Gesamtzahl der Männer/Frauen nicht angegeben werden.

Zu B: Falsch, da insgesamt in den anderen Altersgruppen zusammen deutlich mehr Frauen gestorben sind. Zudem wurden die Altersgruppen ab 80 Jahren vernachlässigt.

Zu C: Richtig, da alle Einschränkungen genannt werden.

Zu D: Anhand der Balken erkennt man, es starben mehr Männer als Frauen.

Zu E: Falsch, siehe B, zudem wird der Ortsfaktor vernachlässigt.

75. Antwort D ist korrekt.

Zu I: Richtig

Zu II: Falsch, Alter und minimale Sehweite verhalten sich zwar gleichsinnig, bei einer Proportionalität würde jedoch eine Ursprungsgerade vorliegen.

Zu III: Richtig, in den ersten 40 Lebensjahren lediglich 10 cm, bis zum 50. um weitere 30 cm.

76. Antwort D ist korrekt.

Zu A: Falsch, da keine Aussage zur Sterblichkeit gemacht wird.

Zu B: Falsch, siehe A.

Zu C: Falsch, da nicht klar ist wie viele Frauen und Männer in den 100 000 enthalten sind.

Zu D: Richtig, siehe Diagramm: 900 Frauen und 1800 Männer.

Zu E: Falsch, siehe A.

77. Antwort A ist korrekt.

Da die Anzahl der befragten Personen in den beiden Jahren nicht bekannt ist, können nur relative und keine absoluten Angaben gemacht werden. Der Anteil an nicht zufriedenen Personen ist von 25% auf 35% gestiegen.

78. Antwort C ist korrekt.

Zu I: Falsch, auch wenn eine Schwangerschaft hier eher selten vorkommt, sind nicht alle Altersgruppen einbezogen (< 15, > 44), zudem weiß man nicht wie viele Frauen der entsprechenden Altersgruppen zugehörig sind.

Zu II: Richtig, da hier relative Werte verglichen werden, ist ein Vergleich möglich. Von den gezeigten Altersgruppen haben die 26-44-Jährigen den geringsten Gesamt-Raucheranteil.

Zu III: Falsch, da unbekannt ist wie groß die einzelnen Altersgruppen sind.

79. **Antwort C ist korrekt.**

    Zu A: Falsch, das wären nur 21 ng/ml und nicht 23 ng/ml.

    Zu B: Falsch, dies ist nicht aus dem Diagramm abzuleiten.

    Zu C: Richtig, die stärkste Steigung ist zwischen November und Dezember (16,67%)

    Zu D: Falsch, dies betrifft nur die Durchschnittswerte, über einzelne Personen werden keine Aussagen gemacht.

    Zu E: Falsch, es gibt einen Anstieg zwischen November und Dezember.

80. **Antwort B ist korrekt.**

    Zu A: Falsch, es handelt sich hierbei um Prozentpunkte, nicht Prozent.

    Zu B: Richtig, (3,2 − 2,5) / 2,5 = 0,28

    Zu C: Falsch, da keine absoluten Aussagen vorliegen.

    Zu D: Falsch, unzulässige Verallgemeinerung und schon aufgrund des Einbruches der Ü65-Jährigen 2040 (Alzheimer steigt trotzdem weiter an) nicht ableitbar.

    Zu E: Falsch, da die Gesamtbevölkerungszahlen nicht bekannt sind.

81. **Antwort C ist korrekt.**

    Zu I: Falsch, zu allgemein formuliert (abgesehen davon steigt die Knochendichte in den ersten Jahren noch an, das heißt geringeres Risiko laut Infotext).

    Zu II: Richtig, die Knochendichte ist im Diagramm für Männer stets höher.

    Zu III: Richtig, (0,65 / 0,4) − 1 = 0,625 = 62,5%

82. **Antwort B ist korrekt.**

    Zu A: Falsch, da keine absoluten Angaben vorliegen.

    Zu B: Richtig, 30% zu 10% entsprechen ⅔ weniger.

    Zu C: Falsch, Lungenkrebs hat die niedrigste Überlebenswahrscheinlichkeit.

    Zu D: Falsch, siehe A.

    Zu E: Falsch, siehe D.

83. **Antwort E ist korrekt.**

    Zu A: Falsch, es lässt sich nicht von den relativen Krankmeldungen auf die absoluten Krankheitszahlen schließen.

    Zu B: Falsch, im Diagramm wird nicht zwischen Männern und Frauen unterschieden.

    Zu C: Falsch, auch hier darf nicht von relativen Häufigkeiten auf absolute Zahlen geschlossen werden.

    Zu D: Falsch, da im Block „Andere" weitere Ursachen zusammengefasst sind, daher ist keine eindeutig Aussage hierzu möglich.

    Zu E: Richtig, 12,0 / 24,2 = 0,495 ➜ in etwa 50% weniger.

84. **Antwort E ist korrekt.**

    Zu I: Falsch, da die Anzahl der stationären Behandlungen gezeigt wird und nicht die Anzahl der Vergiftungen.

    Zu II: Falsch, da aus dem Schaubild nicht hervorgeht wie viel Prozent der durch Tiere verursachten Vergiftungen zu stationären Behandlungen führen.

    Zu III: Falsch, da über die Anzahl der absoluten Vergiftungen keine Aussage getroffen werden kann, sondern nur über die Anzahl der stationären Behandlungen.

85. **Antwort A ist korrekt.**

Zu A: Richtig, 83 * 0,4 = 33,2; Dies entspricht in etwa 35%.

Zu B: Falsch, für den genannten Zeitraum war dies 1975 der Fall.

Zu C: Falsch, der Anteil stieg um 3 Prozentpunkte bzw. um ca. 15%.

Zu D: Falsch, da die Zahl der rauchenden Frauen zwischenzeitlich anstieg und aus obigem Diagramm keine absoluten Zahlenwerte abgeleitet werden können, da keine Grundgesamtheiten bekannt sind.

Zu E: Falsch, da keine absoluten Angaben vorliegen.

86. **Antwort D ist korrekt.**

Zu A: Falsch, da nichts über die Verteilung von Männern und Frauen in der Bevölkerung bekannt ist.

Zu B: Falsch, da nicht erwähnt wird für welches Geschlecht dies gilt.

Zu C: Falsch, es verfünffacht sich die Häufigkeit für Frauen je 100 000 Einwohner.

Zu D: Richtig

Zu E: Falsch, da keine absoluten Angaben zur Bevölkerungsverteilung vorliegen (siehe A).

87. **Antwort B ist korrekt.**

Zu I: Falsch, 6 Prozentpunkte bzw. 100 Prozent mehr.

Zu II: Richtig

Zu III: Falsch, da nicht alle Verwendungszwecke im Diagramm aufgeführt sind, kann diese Aussage nicht abgeleitet werden.

88. **Antwort E ist korrekt.**

Zu A: Falsch, der deutsche Schäferhund verursachte die meisten tödlichen Angriffe. Über die Gesamtmenge der Angriffe lässt sich keine Aussage treffen.

Zu B: Falsch, es waren 19 tödliche Angriffe weniger.

Zu C: Falsch, über die Aggressivität lässt sich keinerlei Aussage treffen.

Zu D: Falsch, mehr als drei mal so viele Angriffe.

Zu E: Richtig

89. **Antwort D ist korrekt.**

Zu A: Falsch, da keine Aussage über die Jahrgänge zwischen den Messpunkten möglich ist.

Zu B: Falsch, die durchschnittliche Lebenserwartung ändert sich nach der Geburt nicht mehr (siehe Infotext).

Zu C: Falsch, da nicht alle Jahrgänge aufgeführt sind, lässt sich diese Aussage nicht ableiten.

Zu D: Richtig, 77,5 / 67,5 = 1,148; Das entspricht in etwa 15%.

Zu E: Falsch, siehe C und siehe A.

90. **Antwort E ist korrekt.**

Zu I: Falsch, es gab zwar die meisten dokumentierten Suizide, über die Suizidrate lässt sich jedoch keine Aussage treffen.

Zu II: Falsch, reine Mutmaßung.

Zu III: Zwischen 2011 und 2012 fiel die Anzahl der Suizide erneut ab.

91. Antwort C ist korrekt.

Zu A: Falsch, nur unter den aufgeführten Herkunftsländern.

Zu B: Falsch, über das Erkrankungsrisiko kann keine Aussage getroffen werden, da nicht bekannt ist wie viele Reisende in den entsprechenden Ländern waren.

Zu C: Richtig

Zu D: Falsch, siehe A.

Zu E: Falsch, siehe B.

92. Antwort C ist korrekt.

Zu A: Falsch, da nur langfristig betreute Personen in die Statistik einbezogen sind.

Zu B: Falsch, siehe A.

Zu C: Richtig

Zu D: Falsch, die Grafik bezieht sich nicht auf ganz Deutschland sondern nur auf eine Beratungsstelle.

Zu E: Falsch, es wurden 314 Personen mehr als 4 Wochen betreut.

93. Antwort C ist korrekt.

Zu I: Falsch, da der Anteil der im Ausland durchgeführten Operationen zwar am höchsten ist, jedoch dies keine Aussagekraft bzgl. der Anzahl der durchgeführten Eingriffe hat.

Zu II: Falsch, siehe I.

Zu III: Richtig

94. Antwort E ist korrekt.

Zu A: Falsch, die wenigsten griffen zu Contramutan.

Zu B: Falsch, die meisten griffen zu Hausmitteln.

Zu C: Falsch, da die Möglichkeit besteht, dass die Summe aller Personen, die eines der sieben Medikamente verwendeten, insgesamt größer ist als 70%.

Zu D: Falsch, da Mehrfachnennungen möglich waren kann nicht genau gesagt werden wie viel Prozent der Befragten beides verwendeten. Möglich ist alles zwischen 21 und 49 Prozent.

Zu E: Richtig

95. Antwort B ist korrekt.

Zu A: Falsch, da nicht alle Ursachen angegeben sind.

Zu B: Richtig, auch wenn nicht 100 Prozent gegeben sind, kann eine andere Ursache nicht mehr als 35% betragen.

Zu C: Falsch, dies war 100 Prozent häufiger der Fall.

Zu D: Falsch, dies ist nicht ableitbar, da nur psychiatrische Notfälle erfasst wurden.

Zu E: Falsch, siehe D.

96. Antwort D ist korrekt.

Zu I: Falsch, da keine absoluten Angaben vorliegen.

Zu II: Falsch, da nicht alle Altersgruppen in die Studie einbezogen wurden.

Zu III: Richtig, der Anteil der Demenzkranken steigt von 5 auf über 10 Prozent.

97. Antwort E kann abgeleitet werden.

Zur Bestimmung des Maximums muss die maximale Schnittmenge der Mengen Schüttelfrost und Kopfschmerzen für Klinik 2 gebildet werden. 600 von 800 Patienten haben Schüttelfrost, 750 von 800 Patienten haben Kopfschmerzen. Bei maximaler Überlappung sind es daher genau 600 Patienten, die beiden Symptome aufweisen (75%). Für B ist der minimale Schnitt zu bilden: 750 von 1000 Patienten haben Fieber, 625 von 1000 Kopfschmerzen. Die Überlappung liegt also bei mindestens 375 Patienten (maximal 625). In Klinik 2 haben 750 von 800 Patienten Kopfschmerzen (93,8%). Die Symptome Hautausschlag und Übelkeit traten jeweils gleich häufig auf (625 Fälle), damit sind auch die relativen Werte gleich.

98. Antwort C ist falsch.

Für die Gesamtzahl an Infektionen liegt der relative Anteil bei 5% (500 Patienten), bei den Frauen liegt der relative Anteil bei 8% (480 Frauen), es sind also nur 20 Männer infolge von Infektionen krankgeschrieben worden. 10% der Gesamtanzahl der Patienten hatten Verletzungen (1000), bei den Frauen sind es ebenfalls 10% (600), das heißt es sind 400 Männer und damit mehr Frauen als Männer. Bei 10 000 Patienten gab es 20% psychische Erkrankungen (2000 Fälle), bei den Frauen sind es 30% von 6000 (1800 Fälle), bleiben noch 200 Fälle bei 4000 männlichen Patienten (5%). Insgesamt sind es 5% Krankheitsfälle bei Nervensystem, Augen, Ohren (500), bei den Frauen sind es 8% (480), in Relation fallen 96% der Fälle auf Frauen. Insgesamt sowie für Frauen liegt der relative Anteil an sonstigen Erkrankungen bei 10%, also liegt dieser relative Anteil auch bei Männern bei 10%.

99. Antwort D ist korrekt.

Diagramm D zeigt einen Kaltleiter. Da der Stromfluss bei niedrigeren Temperaturen höher ist als bei hohen, wächst der Widerstand mit zunehmender Temperatur an.

100. Antwort E kann nicht abgelesen werden.

A kann abgelesen werden, denn wird in Stufe 1 B gewählt, gibt es je fünf Möglichkeiten für Typ D und Typ B. In jedem Feld gibt es vier verschiedene Codes. Da es insgesamt 12 Felder gibt, existieren 48 Verschlüsselungen. Es gibt 7 Möglichkeiten für D und 15 für C, Merkmalausprägung C ist damit mehr als doppelt so wahrscheinlich wie D. Wird in Stufe 2 I gewählt, dann ist die Zuordnung in Stufe 1 schon erfolgt. Da alle drei Felder der zweiten Stufe für alle vier Möglichkeiten dieselbe Merkmalausprägung vorweisen, ist die Merkmalausprägung schon sicher. Wurde in Stufe 1 C gewählt, gibt es 16 Möglichkeiten, zwei davon ergeben D, was einer Wahrscheinlichkeit von 12,5% entspricht.

101. Antwort C ist korrekt.

Kurve C gibt den Ausgleichsvorgang wider. Da zu Beginn des Mischvorgangs aus beiden Behältern dieselbe Menge Flüssigkeit entnommen wird, befindet sich die Konzentration zu Beginn etwa mittig zwischen 1:8 und 1:20. Da die Menge aus dem zweiten Behälter linear zunimmt, nähert sich die Konzentration im Zeitablauf 1:20 an (Kurve A und D scheiden aus). Da die entnommene Menge aus Behälter eins konstant bleibt und sich der dritte Behälter immer weiter füllt, scheidet Kurve E ebenfalls aus. Tatsächlich nimmt die Konzentration zunächst stärker zu und nähert sich dann immer schwächer 1:20 an.

102. Antwort C ist korrekt.

36 km/h entsprechen einer Geschwindigkeit von 10 m/s. Die Endgeschwindigkeit wird also beim ersten Auto nach fünf Sekunden erreicht, beim zweiten Auto bereits nach 2,5 Sekunden. Das zweite Auto fährt demnach die zweiten 2,5 Sekunden mit einer konstanten Geschwindigkeit von 50 km/h vor dem Aufprall. Die Diagramme C spiegeln diesen Zusammenhang wider.

103. Antwort D ist falsch.

Zwar kommt es durchschnittlich in 5% der Fälle zu einem falsch-positiven Testergebnis und in 20% der Fälle zu einem falsch-negativen Ergebnis, daraus kann jedoch nicht geschlossen werden, dass die Gesamtwahrscheinlichkeit für Fehldiagnosen durchschnittlich bei 12,5% liegt (hierfür müssten zusätzlich genauso viele gesunde wie kranke Patienten untersucht werden).

104. Antwort E ist korrekt.

Aus den Grafiken geht nicht hervor, wie viele Versicherte es in den verschiedenen Branchen jeweils gibt. A und B lässt sich demnach nicht bestätigen. C lässt sich durch ein einfaches Gegenbeispiel widerlegen: 200 Versicherte im Handel, 100 Versicherte im Maschinen-/Anlagenbau, d.h. Kosten pro Versichertem im Handel liegen bei 1 Mio., im Maschinen-/Anlagenbau bei 1,8 Mio., also 80% höher. Bei je 6000 Versicherten im Gesundheitswesen und im Baugewerbe gibt es in beiden Branchen zusammen 30 000 Fehltage. Zur Bestätigung von E wieder ein einfaches Zahlenbeispiel: Anzahl Versicherter im Handel 100, Anzahl Versicherter Verkehr 200, dann gibt es im Handel 225 und im Verkehr 480 Fehltage. Es entstehen im Handel also ca. 0,9 Mio. Kosten/Fehltag und im Verkehr 0,54 Mio. € Kosten (Überschlagsrechnung reicht zur Abschätzung aus).

105. Antwort B ist korrekt.

70% der Studenten schaffen den schriftlichen Teil im 1. Versuch, das heißt 30% der Studenten müssen zum zweiten Versuch antreten. Von ihnen schaffen es 20% im zweiten Anlauf, bezogen auf die Gesamtzahl sind dies gerade 6%. Insgesamt schaffen also 76% der Studierenden den schriftlichen Teil. Den mündlichen Teil schaffen 90% der Studierenden, bezogen auf den Ausgangswert also 68,4%. C lässt sich nicht ableiten. Hier ist der minimale Schnitt für Teilnehmer, die die Maximalpunktzahl im schriftlichen Teil erreichen, und die Teilnehmer, die die Maximalpunktzahl im mündlichen Teil erreichen, vorzunehmen. Im schriftlichen Teil sind es 13% der Teilnehmer (10% + 3%), im mündlichen Teil 35%. Es kann also durchaus sein, dass überhaupt kein Teilnehmer in beiden Prüfungsteilen jeweils die Maximalpunktzahl erreicht hat. 30% der Teilnehmer müssen den schriftlichen Teil wiederholen, davon schaffen es 80% auch im zweiten Versuch nicht (auf Ausgangswert bezogen 24%). E Wie bereits berechnet, schaffen 76% der Teilnehmer den schriftlichen Teil, 34,5% mit mindestens 75% der Punkte. Von den 76% der Teilnehmer, die den schriftlichen Teil bestanden haben bestehen 70% die mündliche Prüfung mit 75% der Punkte oder besser. Das entspricht 53,2% der Teilnehmer. Da hier nach dem Mindestprozentsatz gefragt ist können wir nun ganz einfach die minimale Schnittmenge zwischen 34,5% (schriftliche Prüfung mit mehr als 75% bestanden) und 53,2% (mündliche Prüfung mit mehr als 75% bestanden) bilden. Dies entspricht bezogen auf die Grundgesamtheit von 76% folglich 53,2% + 34,5% – 76% = 11,7%. Damit bestehen mindestens 11,7% beide Prüfungen mit mehr als 75% der Punkten.

106. Antwort C kann nicht abgeleitet werden.

Nach 12 Wochen weisen 70% der Patienten mit Ernährungsumstellung eine Besserung auf, nach 18 Wochen sinkt dieser Wert auf 55%. Der Wert von Woche 18 müsste bei den Ernährungspatienten auf 65% steigen, damit die Aussage wahr ist. Nach 6 Wochen wurden bei der Ernährungsumstellung 65% der Patienten geheilt, bei einer medikamentösen Behandlung 55%, insgesamt liegt der Durchschnittswert also auf jeden Fall zwischen 55% und 65%. Nach 18 Wochen sind 70% der Medikamentenpatienten geheilt, jedoch nur 55% der Ernährungspatienten (der Durchschnittswert liegt dazwischen), die medikamentöse Behandlung ist in diesem Zeitraum daher erfolgversprechender. In den ersten 6 Wochen genesen bei beiden Behandlungsmethoden prozentual am meisten Menschen, die Erfolgschancen sind in diesem Zeitraum also am höchsten.

107. Antwort B kann nicht abgeleitet werden.

Die Behandlungserfolgsquote liegt bei Schlafstörungen bei 33,33% und ist am niedrigsten, bei Kreislaufproblemen liegt sie jedoch höher als bei Herzbeschwerden. Der Balken „Besserung eingetreten" entspricht bei Herzschmerzen ⅔ des Gesamtbalkens, also geht es 2 von 3 Patienten nach der Behandlung besser. Bei Kreislaufproblemen entspricht dieser Balken 80% des Gesamtbalkens, das bedeutet aber auch, dass 20% der Patienten nicht geholfen werden konnte. Der Balken für Rückenbeschwerden liegt bei 20%, das heißt, dass 80% mit diesen Beschwerden nicht zum Arzt gehen.

108. Antwort B ist lässt sich ableiten.

Läufer, die zu Beginn ein niedriges Leistungsniveau haben, sollten sich für Strategie A entscheiden und Läufer, die zu Beginn ein hohes Leistungsniveau besitzen, für Strategie B. Darüber hinaus gilt sogar, dass sich das Leistungsniveau durch Strategie B umso mehr steigern lässt je höher das Leistungsniveau zu Beginn bereits ist.

109. Antwort E kann abgeleitet werden.

Je 200 Patienten klagen über Herzrasen und Hautausschlag, also sind auch die relativen Häufigkeiten gleich. Es klagten 25% aller Frauen über Schwindel und 33,33% der Männer. Von 1600 Patienten klagten 200 über Durchfall, das sind gerade 12,5%. 200 Frauen und 150 Männer klagten über Kopfschmerzen. Nur die absolute Häufigkeit für Durchfall ist für Männer und Frauen gleich, da mehr Frauen untersucht wurden, ist die relative Häufigkeit für Männer höher.

110. Antwort C kann nicht abgeleitet werden.

Bei Bewegungstherapie A verspüren 60% (100 Personen) keine Verbesserung. Bei Bewegungstherapie B verspüren mindestens 25% (150 Personen) keine Besserung und damit mehr Personen als in Bewegungstherapie A.

111. Antwort C kann nicht abgeleitet werden.

Es ist unklar, wie viele Frauen in welcher Entfernung zum Reaktor wohnen. Demnach kann der absolute Wert von fehlgebildeten Säuglingen in 12 km Entfernung auch höher sein als in 8 km. Da in 2 km Entfernung 75% Kindersterblichkeit und 50% Fehlbildungen auftreten, muss es auch Säuglinge geben, die fehlgebildet sind und sterben. Schnitt beider Menge liefert ein Minimum von 25% (Maximum von 50%).

112. Antwort A kann nicht abgeleitet werden.

Die Wirkstoffkonzentration im Blut steigt bei steter Einnahme von einer Tablette (1000 Moleküle) zwar stetig an, jedoch handelt es sich dabei um eine asymptotische Annäherung an die 2000 Moleküle. Dieser Wert wird nie erreicht bzw. überschritten werden können.

113. Antwort B ist falsch.

Zwar ist die durchschnittliche Leistungssteigerung bei der Saltin-Diät höher als bei der Variante High Carb Low Fat, allerdings muss man auch sehen, dass Peter mit 2:20 h aus der zweiten Gruppe schneller läuft als Jens mit 2:25 h aus der ersten Gruppe. Michael steigert sich um 10% (um 15 Minuten), Jens um 3,33% (um 5 Minuten), im Durchschnitt liegt die Leistungssteigerung also bei 6,67%. Bei Low Carb High Fat und eiweißreicher Kost werden Zielzeiten erreicht, die bei oder unter 2:30 h liegen, das Leistungsniveau steigt jedenfalls nicht. Michael verbessert sich um 10%, Toni verschlechtert sich um 10%, der Rest der Läufer liegt dazwischen. Die durchschnittliche Endzeit der Saltin-Diät liegt bei 2:20 h, bei der eiweißreichen Kost bei 2:40 h, insgesamt also 20 Minuten langsamer.

114. Antwort D lässt sich ableiten.

Laut Aufgabenstellung ist nicht klar, wie viele Menschen in den Städten befragt wurden B. Es handelt sich um kumulierte Werte, um die relativen Anteile zu erhalten, müssen die Differenzwerte zum Vorgängerwert genommen werden. Acht Fragen mit „ja" beantwortet haben in Berlin also 100% – 90% = 10% und in Hamburg 100% – 85% = 15%. Demzufolge ist der Anteil der Befragten, die genau 5-mal mit „ja" geantwortet haben in Berlin am größten (20%). In Hamburg hat hingegen niemand dreimal mit „ja" geantwortet. In Berlin haben 25% ein-, zwei- oder dreimal mit „ja" geantwortet.

115. Antwort E ist korrekt.

Vertikales Addieren ergibt, dass die Geschwindigkeit von 3 m/s auf 11 m/s anwächst.

116. Antwort D ist korrekt.

Zunächst ist die maximale Schnittmengen aus „Körperliche Konstitution eingeschränkt" (100 Fahrer), „Pupillenreflex auffällig" (80 Fahrer) und „Artikulationsfähigkeit nicht gegeben" (120 Fahrer) zu bilden. Diese tritt ein, wenn jeder dessen körperliche Konstitution eingeschränkt ist auch eine eingeschränkte Artikulation hat (100 Fahrer) und die 20 Fahrer mit eingeschränkter Artikulation und normaler Körperlicher Konstitution einen eingeschränkten Pupillenreflex haben (20 Fahrer). Daher können maximal 60% = 120 Fahrer im Maßnahmenkatalog auffallen. Von den verbliebenen 80 Fahrern fallen 20% = 16 im Alkoholtest auf. Damit erfüllen höchsten 136 Fahrer den Verdacht der Trunkenheit am Steuer.

117. Antwort A ist korrekt.

Die Fixkosten/Patient nehmen mit zunehmender Patientenanzahl ab. Bei 10 Patienten sind es 10.000 €/Patient, bei 20 Patienten 5000 €/Patient, bei 40 Patienten 2500 €/Patient. Die Abnahme ist also nicht linear, sondern exponentiell.

118. **Antwort C lässt sich nicht ableiten.**

    Die Überlebenswahrscheinlichkeit für Frauen in Stadium I ist geringer als die Überlebenswahrscheinlichkeit für Männer in Stadium I. **B** Die Überlebenswahrscheinlichkeit für Männer mit Stadium IV liegt nur bei 60% und damit unter den Überlebenswahrscheinlichkeiten der vorangegangenen Stadien (I = 80%, II = 80%, III = 70%). **A** Die Überlebenswahrscheinlichkeit beträgt für Männer in den ersten beiden Stadien jeweils 80%. **D** In Stadium II sterben 4000 Frauen, und damit mehr als in jedem anderen Krankheitsstadium. **E** Insgesamt überleben 6588 von 25 000 Patienten die Krankheit (ca. 26,4%).

119. **Antwort A lässt sich nicht ableiten.**

    Diese Aussage mag zwar für die meisten Patienten mit Kopfschmerzen stimmen, muss jedoch nicht für alle wahr sein. Daher ist die Aussage als falsch einzustufen. Der Schnitt aus Abgeschlagenheit und Übelkeit liegt zwischen 220 (mindestens) und 450 (höchstens) Patienten. Ist Abgeschlagenheit eine echte Teilmenge von Kopfschmerzen, wird das Maximum erreicht (77%). Bei **D** ist der Schnitt aus Halluzinationen und Kopfschmerzen leer, die Mengen werden gerade addiert (825 + 125 = 950, bleiben 50 Personen als Rest). Die Wahrscheinlichkeit, dass ein zufällig ausgewählter Patient Gliederschmerzen zeigt, liegt bei 37,5%, die Wahrscheinlichkeit, dass er Halluzinationen zeigt, liegt bei 12,5%.

120. **Antwort D lässt sich nicht ableiten.**

    Zur Herstellung von 20 Einheiten des Medikaments A sind 48 000 Einheiten des Rohstoffs 1 notwendig (40 * 60 * 20). Rechnet man die Kosten der Herstellung des Medikaments A nach den beiden Varianten exakt aus, kommt man bei Variante 1 auf 700 € und bei Variante 2 auf 1380 €. Die erste Variante benötigt 1800 Einheiten des Rohstoffs 2, die zweite Variante nur 900 Einheiten.

121. **Antwort C ist korrekt.**

Zu A, D und E: Falsch, da das Diagramm lediglich den Rückgang, nicht aber die absolut verschriebene Präparatzahl angibt.

Zu B: Falsch, es waren 6 400 000.

Zu C: Richtig, da wir eine kontunuierliche Abnahme der ausgestellten Rezepte hatten.

122. **Antwort A ist korrekt.**

Zu A: Richtig, da nach dem maximalen Faktor gefragt ist. 3% * 27 = 81% = ca. 80%.

Zu B: Falsch, da hier nur die Prävalenz der Komorbidität gelistet ist.

Zu C: Falsch, darüber gibt das Diagramm keinen Aufschluss.

Zu D: Falsch, es ist anders herum.

Zu E: Falsch, es sind bis zu 34 mal, da sich hier nur auf die Prävalenz der Krankheiten (unabhängig von einer Epilepsieerkrankung) bezogen wird. 17% / 0,5% = 34.

123. **Antwort C ist korrekt.**

Zu I: Falsch, da hier nur die Wahrscheinlichkeit für unterschiedliche Outcomes der Strokevarianten gegeben ist, nicht aber das Erkrankungsrisiko.

Zu II: Falsch, es ist um 25 Prozentpunkte oder um 100% größer.

Zu III: Richtig, da sich die ischämischen und blutigen Stroke-Kurven jeweils auf die selbe Basis beziehen und die Werte für die unterschiedlichen Entitäten ab dem 75. Lebensjahr zusammen gerechnet ca. 100% ergeben, kann man daraus schlussfolgern, dass kein Stroke-Patient ein anderes Outcome hat.

124. **Antwort C ist korrekt.**

Zu A: Falsch, es ist anders herum.

Zu B: Falsch, da es im Diagramm um die Symptomatik geht, wegen derer Patienten mit einer Depression ihren Hausarzt aufsuchten und es daher keinen Aufschluss über die absolute Komorbidität gibt.

Zu C: Richtig. Die Basis hier ist das „Erschöpfungsrechteck". Die Überschneidungsfläche mit dem „Konzentrationsstörungsrechteck" beträgt ca. 3 / 8 = 37,5% = ca. 38% der Gesamtfläche.

Zu D: Falsch, es ist anders herum.

Zu E: Falsch, da dies eine sehr allgemeine Aussage ist, über die das Diagramm keine Auskunft gibt.

125. **Antwort E ist korrekt.**

Zu A: Falsch, da die beiden Kurven sich auf unterschiedliche Achsen beziehen.

Zu B: Falsch, es liegt lediglich ein linearer Zusammenhang vor.

Zu C: Falsch, dies ist nach Erreichen der maximalen Leistung der Fall.

Zu D: Falsch, da über die Abhängigkeit der Muskellänge keine Informationen vorliegen.

Zu E: Richtig. Leistung bei 25% des Maximalwerts = 80%; Verkürzungsgeschw. bei 25% des Maximalwerts = 40%

126. Antwort E ist korrekt.

Hier ist nach der falschen Aussage gesucht.

Zu A: Richtig. Der falsch-negative Wert = 100% − Sensitivität. Dieser ist zum späteren Zeitraum bei allen Diagnosen und bei beiden Verfahren jeweils größer als zum früheren Zeitraum.

Zu B: Richtig, da die Sensitivität für die einzelnen Erkrankungen in den jeweils genannten Kategorien im ersten Zeitraum größer war als im zweiten.

Zu C: Richtig. Hier wird nach dem falsch-positiven Ergebnis (= 100% − Spezifität) gefragt. Dieser Wert liegt beim Röntgen bei 7% und beim CT bei 6%.

Zu D: Richtig. Die Abnahmen für die einzelnen Kategorien überwiegen deutlich.

Zu E: Falsch. Diese Aussage bezieht sich auf unterschiedliche Basen. Es ist nicht bekannt wie viele Erkrankungen es gab beziehungsweise, wie oft diese diagnostiziert wurden.

127. Antwort C ist korrekt.

Zu A: Falsch, da die Zeit während der man sich im REM-Schlaf befindet gleich bleibt, die anderen Phasen jedoch zeitlich abnehmen. Der Anteil steigt also.

Zu B: Falsch. Siehe oberes Diagramm.

Zu C: Richtig. Die im REM-Schlaf verbrachte Zeit beträgt ungefähr 2 Stunden, während die Gesamtschlafzeit etwa 8 Stunden beträgt. 2 / 8 = 25%

Zu D: Falsch. Die Phasen werden kürzer.

Zu E: Falsch. Siehe oberes Diagramm.

128. Antwort C ist korrekt.

Hier ist nach der falschen Antwort gesucht.

Zu A: Richtig

Zu B: Richtig. Die Kontraktionsphase (Systole) nimmt ungefähr 1/3 der Zeit einer Herzaktion in Anspruch. Bei 60 Schlägen/min dauert ein Schlag eine Sekunde.

Zu C: Falsch. Bei niedrigem Druck (Diastole) erfolgt die Füllung des linken Ventrikels. Das Volumen nimmt demnach zu.

Zu D: Richtig. Das maximale Volumen beträgt ca. 140 ml. Bei maximalem Druck beträgt das Volumen ca. 60 ml. Das Restvolumen beträgt demnach 80 ml. 80 / 140 ≈ 60%.

Zu E: Richtig

129. Antwort B ist korrekt.

Die gesamte Querschnittsfläche muss auf halber Gefäßstrecke steigen, darf jedoch zu keinem Zeitpunkt auf 0 sinken. Die Druck-Kurve muss zu Anfang der Gefäßstrecke größer sein, als zum Ende. Zudem darf die Kurve in beiden Fällen weder sinken, noch ansteigen. Die Strömungsgeschwindigkeitskurve ist invers zur Querschnittsflächen-Kurve und sollte demnach ungefähr gespiegelt sein.

130. Antwort D ist korrekt.

Zu A: Richtig. 20% von 125 entspricht 25 Mitarbeitern. 20,8% entspricht 26 Mitarbeitern. 17,1% von 240 entspricht 41 Mitarbeitern.

Zu B: Richtig. Der Anteil und die Anzahl stieg unter der Annahme.

Zu C: Richtig. 1996 waren es 15. 2006 bereits 36.

Zu D: Falsch, da hier die Zahl der Assistenzärzte die Basis darstellt. Somit steigt die Zahl von 10 auf 17 Assistenzärzte. Dies gleicht einer Zunahme von 70%.

Zu E: Richtig. Der Anteil wurde von 8% auf 2,1% gesenkt. Das entspricht in etwa einer Verringerung um 75%.

131. **Antwort C ist korrekt.**

Zu I: Falsch. In der Diabetesgruppe blieb der Wert in den ersten 20 min konstant.

Zu II: Falsch. Lediglich die Rate mit der die Glucose aufgenommen wurde bliebt weitestgehend konstant.

Zu III: Richtig

132. **Antwort E ist korrekt.**

Zu A: Falsch. Da der Quotient FEV/FVC > 70% ist, liegt definitionsgemäß keine COPD vor.

Zu B: Falsch. Es gibt keine forcierte 1-Sekundenkapazität.

Zu C: Falsch. Es erfolgte eine Steigerung von 28 Prozentpunkten. Das entspricht in diesem Fall einer Steigerung um ca. 50%.

Zu D: Falsch. Ein reduzierter FVC-Wert lässt den Quotienten größer werden.

Zu E: Richtig. 4,31 L − 3,94 L = 0,37 L ≈ 370 mL

133. **Antwort B ist korrekt.**

Hier ist nach der falschen Aussage gesucht.

Zu B: Falsch, da sich lediglich ein linearer Zusammenhang erkennen lässt.

Zu C: Richtig

Zu D: Richtig

Zu E: Richtig. Der aktuelle Blutzuckerspiegel gibt keinen Aufschluss über einen längeren Zeitraum.

134. **Antwort D ist korrekt.**

Zu A: Falsch. Es gibt bereits vorher einen leichten Hörverlust. Dieser wird ab 2 kHz jedoch größer.

Zu B: Falsch, da es sich um eine logarithmische Achse handelt.

Zu C: Falsch, da nur der absolute Hörverlust angegeben ist.

Zu D: Richtig. In beiden Fällen beträgt der Hörverlust ca. 30 dB (beachte die logarithmische Achse)

Zu E: Falsch. Siehe die Altersgruppen von 0–40 Jahre.

135. **Antwort D ist korrekt.**

Zu A: Falsch. Die außergewöhnlich hohe Sterberate bezieht sich auf die gesamte Anzahl der malignen Neoplasien.

Zu B: Falsch. Diese Aussage geht von derselben Anzahl an Erkrankten in beiden Ländern aus. Diese Information fehlt jedoch.

Zu C: Falsch. Das Diagramm gibt lediglich Auskunft über die Sterberate, nicht jedoch die Erkrankungsrate.

Zu D: Richtig

Zu E: Falsch. Rumänien hat die meisten Todesfälle durch maligne Neoplasien der Blase. Über die Erkrankungshäufigkeit lässt sich keine Aussage treffen.

136. **Antwort D ist korrekt.**

Zu A: Richtig

Zu B: Richtig

Zu C: Richtig, da ca. ¼ der Krebsfälle durch Brustkrebs verursacht worden sind.

Zu D: Falsch, da die absoluten Zahlen aller Krebserkrankungen nicht bekannt sind.

Zu E: Richtig

137. Antwort E ist korrekt.

Zu A: Falsch. Aδ-Fasern besitzen eine dünne Myelinschicht.

Zu B: Falsch. A-Fasern leiten keine Reize zu den Hautrezeptoren sondern anders herum.

Zu C: Falsch. Sie leiten zu präganglionären Viszeroefferenzen.

Zu D: Falsch. Dies stimmt nicht in jedem Fall, da die B-Fasern auch eine Leitungsgeschwindigkeit von 20 m/s erreichen können.

Zu E: Richtig. 10 m/s entsprechen 500% von 2 m/s und damit wird der schnelle Schmerz um mindestens 400% schneller geleitet als der langsame.

138. Antwort A ist korrekt.

Zu A: Richtig. 37% * 560 000 > 200 000; 42% * 460 000 < 200 000. Hier hilft es grob zu überschlagen.

Zu B: Falsch. Der Anteil und die Anzahl der Frauen in dieser Kategorie war jeweils kleiner als bei der vergleichbaren Männergruppe.

Zu C: Falsch. Weniger als jeder 10. starb an einer Krankheit des Atmungssystems.

Zu D: Falsch, da keine Daten für die Zeit zwischen den angegebenen Jahren vorliegen.

Zu E: Falsch. Darüber kann keine Aussage getroffen werden.

139. Antwort D ist korrekt.

Zu A: Falsch. Siehe zweite Zyklushälfte.

Zu B: Falsch. Die Achsen sind jeweils unterschiedlich skaliert.

Zu C: Falsch. Der Östradiol-Spiegel sinkt gegen Zyklusende sogar noch weiter.

Zu D: Richtig. Maximale Konzentrationssteigerung von 10.–13. Tag um 15 Einheiten/L. Minimale Konzentrationssenkung von 15.–21. Tag um ca. 1 Einheit/L.

Zu E: Falsch. Progesteron macht gegen Ende der Phase einen starken „Knick".

140. Antwort A ist korrekt.

Zu I: Falsch. Da Enzym Y bereits bei weniger Substrat die halbmaximale Reaktionsgeschwindigkeit erreicht ist es affiner und hat demnach einen niedrigeren Km-Wert.

Zu II: Falsch. Da die Steigung = Km / v_{max} beträgt und v_{max} für beide Enzyme gleich ist, wird die Gerade bei höherem Km steiler als bei niedrigerem.

Zu III: Falsch. Ab einer gewissen Substratkonzentration ist v_{max} erreicht.

141. Antwort A ist korrekt.

Zu A: Falsch, da Met eine schwefelhaltige Aminosäure ist.

Zu B: Richtig. Es werden 15 Aminosäuren gebildet, deren Code mit Guanin endet. Für Leu und Arg gibt es jedoch zwei Kombinationen. Somit gibt es 13 unterschiedliche Aminosäuren von denen 4 aliphatisch sind. 4 / 13 < ⅓.

Zu C: Richtig. 6 für Leu, 3 für Ile

Zu D: Lys und Arg sind die einzigen basischen Aminosäuren, wovon jedoch nur eine Lys-Kombination kein Guanin enthält. Somit enthalten 7/8 (= 87,5%) der basischen Aminosäure-Codes mindestens ein Guanin.

Zu E: 21 von 64 Codes codieren für eine aliphatische Aminosäure. Dies entspricht ca. ⅓.

142. Antwort C ist korrekt.

Zu I: Falsch. In den ersten 5 Jahren ist der Anteil des Herzens am gesamten Ruheumsatz geringer.

Zu II: Falsch. Er Anteil beträgt ca. 30%.

Zu III: Richtig. Der Anteil ist bei den 5-Jährigen am größten.

143. Antwort B ist korrekt.

Zu I: Falsch. Bei einem Durchmesser von 100 mm benötigt der Rand in Wasser länger als bei einem Durchmesser von 10 mm in Öl.

Zu II: Die Abkühldauer des Kerns in Öl bei 400 mm Durchmesser beträgt ca. 50 Sekunden, während der Rand unter diesen Bedingungen 1025 Sekunden benötigt. Somit beträgt die Differenz 16 Minuten und 15 Sekunden.

Zu III: Falsch. Der gefragte Bereich wird von dem Diagramm nicht gezeigt. (Hinweis: Eine Gerade bei logarithmischer Achseneinteilung ist bei normaler Achseneinteilung nicht gerade bzw. linear)

Zu IV: Der Kern eines in Öl abkühlenden Bolzens, der 700 Sekunden benötigt muss ca. 300 mm im Durchmesser besitzen. Der benötigte Durchmesser in Luft beträgt bei dieser Konstellation 60 mm. Somit ist der Öl-Bolzen um 400% größer.

144. Antwort D ist korrekt.

Zu A: Richtig. Bei den 14-Jährigen schneidet die P75-Kurve bei 170 cm. Somit sind 75% maximal 1,7 m und 25% sind bereits größer. Dies entspricht jedem 4. Jungen in diesem Alter.

Zu B: Richtig. Die P75-Kurve liegt bei 9-Jährigen bei 140 cm. Ein 13-Jähriger, der 140 cm groß ist, befindet sich unterhalb der P3-Kurve und wäre somit per Definitionem kleinwüchsig.

Zu C: Mit 7 Jahren besitzen 10% der Jungen eine Mindestgröße von 130 cm. Mit 8 Jahren sind es bereits 50%. Somit steigt der Anteil um 40 Prozentpunkte.

Zu D: Falsch. Der Normbereich wird ca. ab dem 14. Lebensjahr wieder kleiner.

Zu E: Richtig. Mit 8 Jahren liegt P97 bei 141 cm und P3 bei 120 cm. P97-P3 bedeutet, dass 94 Prozent dazwischen liegen.

SIMULATION 7

145. Antwort B ist korrekt.

Zu A: Falsch. 5% von 40 Personen entsprechen 2 Personen. Von den Personen, die ≥ 1,80 m sind und gleichzeitig ein Größen-Gewichts-Verhältnis kleiner 2,4 cm/kg besitzen, gibt es aber deutlich mehr als nur 2 Personen.

Zu B: Richtig. Anzahl der Personen, die über 80 kg wogen = 14. Davon die Anzahl der Personen, die maximal 1,8 m groß waren = 5. 5/14 ≈ ⅓ und somit ⅔ kleiner als die Gesamtanzahl der Personen mit einem Gewicht von über 80 kg.

Zu C: Falsch. 23 von 40 Personen hatten eine Körpergröße zwischen 172 cm und 180 cm.

Zu D: Falsch. Sie wogen weniger.

Zu E: Falsch. Die Anzahl war lediglich doppelt so groß.

146. Antwort B ist korrekt.

Zu I: Falsch. Die NNT von A beträgt 2, die von B beträgt 3. Somit ist A effektiver als B.

Zu II: Richtig. Die Effektivität ist gleich, das Nebenwirkungsprofil von B ist allerdings besser.

Zu III: Falsch. Dieser Zusammenhang lässt sich nicht ableiten. Lediglich das Gegenteil ließe sich vermuten.

147. Antwort B ist korrekt.

Zu A: Richtig. Eine respiratorische Azidose verschiebt das Gleichgewicht nach links oben. Die metabolische Kompensierung verschiebt es dann nach rechts wobei jedoch der CO_2-Partialdruck gegenüber dem Ursprungsdruck erhöht ist.

Zu B: Falsch. Dies trifft für eine Hyperventilation zu.

Zu C: Richtig. Es handelt sich um eine horizontale Verschiebung.

Zu D: Richtig. Um wieder auf einen pH von 7,4 zu kommen, muss der pH-Wert hier um 0,2 gesenkt werden. Dies entspricht 0,2 / 7,6 und somit ungefähr 2,6%.

Zu E: Richtig

148. Antwort D ist korrekt.

Zu A: Falsch. Die Mindestsitzhöhe der 6-jährigen Mädchen beträgt 48% der Körperlänge.

Zu B: Falsch. Die Sitzhöhe kann sich durchaus verändern. Die prozentuale Sitzhöhe bleibt weitestgehend gleich.

Zu C: Falsch. Die 1. Standardabweichung beträgt immer 34,1%.

Zu D: Richtig. Hierbei handelt es sich um den Anteil zwischen der −3. und −2. Standardabweichung.

Zu E: Falsch. Siehe die −3SD-Kurve.

149. Antwort C ist korrekt.

Zu A: Falsch. Es handelt sich um ein maximal 100% höheres Risiko.

Zu B: Falsch. Die Tabelle bezieht sich lediglich auf die Frauen.

Zu C: Richtig. Vergleicht man die mittleren beiden Spalten so sind die jeweiligen Wertepaare bei (gleichem Blutdruck) gleich.

Zu D: Falsch. Eine Steigerung um bis zu 300% hieße eine Vervierfachung des Ausgangswert. Dies ist nicht der Fall.

Zu E: Falsch. Die Steigerung bei gleichbleibendem syst. BD ist größer als die, bei gleichbleibendem Gesamt-Cholesterin.

150. Antwort D ist korrekt.

Zu A: Falsch. Es können keine absolute Aussagen getroffen werden da nicht bekannt ist, wie viele Personen in den einzelnen Gruppen waren.

Zu B: Falsch. Bei Gruppe 1 gab es eine Verdreifachung. Bei Gruppe 4 war der Anteil nicht so stark gestiegen.

Zu C: Falsch. Siehe die Gruppe der 50-Jährigen.

Zu D: Richtig. Bei Männern mit hohem Blutdruck im 45. Lj. war der Anteil der Verstorbenen in den einzelnen Altersgruppen höher.

Zu E: Falsch. Es ist nicht bekannt, ob bei den Probanden evtl. der Blutdruck im Verlauf gesenkt wurde.

151. Antwort B ist korrekt.

Zu I: Richtig. Der Score läge damit zwischen 5 und 11, was einer 1-JÜR von 84–42% entspräche. Die Wahrscheinlichkeit in dieser Zeit zu versterben liegt also bei 16–58%.

Zu II: Falsch. Ein therapierefraktärer Aszites und ein so hoher Serum-Bilirubin-Wert führt zu einem Mindestscore von 8.

Zu III: Richtig. Bei gleichbleibenden anderen Parametern kann ein gestiegener Quick-Wert dafür sorgen, dass der Patient schlechter auf der Skala bewertet wird.

Zu IV: Falsch. Der Child-Pugh-Score wäre weiterhin 6.

152. Antwort C ist korrekt.

Zu A: Falsch. $0,25 * 0,8 * 0,25 = 1/4 * 8/10 * 1/4 = 1/16 * 8/10 = 8/160 = 5\%$

Zu B: Falsch. Es ist nicht bekannt wie viele Männer rauchen.

Zu C: Richtig. (ca.) $7/8 * 8/10 * $ (ca.) $1/5 = 56/400 = 14\%$ ($50/400$ wären $1/8$ und somit $12,5\%$; $56/400$ ist also etwas mehr.)

Zu D: Falsch. Risiko für Männer: $2/3 * 8/10 * 1/5 = 16/150 \approx 10\%$. Risiko für Frauen: $1/3 * 8/10 * 9/20 = 72/600 \approx 12\%$. (letzteren Teil muss man nicht zwingend ausrechnen. Man erkennt schnell, dass es sich hier um keine 26 Prozentpunkte handelt.)

Zu E: Falsch. In den jeweiligen Geschlechtergruppen ist der Anteil der rauchassoziierten Bronchialkarzinome bei den Männern höher.

153. Antwort E ist korrekt.

Zu A: Falsch. Für die Note 3 benötigt man zwischen 224 und 256 Punkte. Diese Punktzahl erreichten 8 Personen. Die Note 1 (> 288 Punkte) erreichten 6 Personen. Die Basis ist hier 6. Die Anzahl ist somit um 33% größer.

Zu B: Falsch. Der besagte Student lernte 35 Tage, was unterdurchschnittlich lange war.

Zu C: Falsch. Insgesamt haben nur 3 von 35 Studenten nicht bestanden. Damit haben mehr als 90% bestanden.

Zu D: Falsch. Ein solcher Zusammenhang lässt sich nicht ableiten.

Zu E: Richtig

154. Antwort D ist korrekt.

Zu A: Falsch. Im Oktober bis Dezember 2010 wurde kein Gewinn erzielt.

Zu B: Falsch. Es liegen keine Informationen über die Jahre dazwischen vor.

Zu C: Falsch. 2015 sank der Umsatz von Juni auf Juli.

Zu D: Richtig. Siehe Mai 2010.

Zu E: Falsch. Die maximale Senkung 2010 war größer als die maximale Steigung bzw. Senkung 2015.

155. Antwort D ist korrekt.

Zu A: Falsch. Anzahl der Städte mit mittelhartem Wasser innerhalb der Trinkwasserverordnung = 28. Anzahl der Städte mit mittelhartem Wasser innerhalb der EU-Richtlinie = 20.

Zu B: Falsch. Die Wasserhärte nimmt keinen Einfluss auf die menschliche Gesundheit.

Zu C: Falsch. Lediglich 9 Städte erfüllen die Verordnung nicht. Das sind weniger als 50%.

Zu D: Richtig. 29 Städte erfüllen die Richtlinie. Davon erfüllen 6 die Kriterien. $6 / 29 \approx 1 / 5$.

Zu E: Falsch. Alle Städte, die die EU-Trinkwasserrichtlinie erfüllen, erfüllen auch automatisch die Trinkwasserverordnung.

156. Antwort D ist korrekt.

Zu A: Richtig. Im Zeitabschnitt 2000–2012 war der Februar der Niederschlagsärmste Monat. 2013 war es der Oktober; 2014 war es der Juli; 2015 war es der Mai; 2016 war es der August und erst 2017 war es wieder der Feburar.

Zu B: Richtig. In beiden Fällen betrug die Niederschlagsmenge ca. 80–90 l/m².

Zu C: Richtig. Niederschlagsmenge im Januar 2014 ≈ 120 l/m². Niederschlagsmenge im Februar 2014 ≈ 50 l/m².

Zu D: Falsch. Ab 2016 wird das Feld wieder dunkler. Somit nahm die Niederschlagsmenge ab 2016 wieder ab.

Zu E: Richtig

157. Antwort B ist korrekt.

Zu A: Falsch. Die Abnahme variierte über den Zeitraum.

Zu B: Richtig. Unter Behandlung B sind nach ca. 365 Tagen alle Probanden verstorben. Bei der Kontrollgruppe war dies erst nach 380 Tagen der Fall.

Zu C: Falsch. Anteil der Überlebenden der Gruppe A ca. 35%. Anteil der Überlebenden der Kontrollgruppe 45%. 35% von 73 entspricht nicht 45% von 112.

Zu D: Falsch. Maximale Zeitspanne in Gruppe A ≈ 90 Tage. In Gruppe B ≈ 270 Tage. Somit ist die Zeitspanne in B um 200% größer.

Zu E: Falsch. In der Kontrollgruppe waren nach ca. 240 Tagen mehr als 65% der Probanden verstorben. In Gruppe B war dies nach 340 Tagen der Fall. Die Zeitspanne konnte demnach um ca. 100 Tage vergrößert werden.

158. Antwort C ist korrekt.

Zu A: Falsch. Bei den Birken mit Kaliummangel, war die Varianz nach 60 Jahren am geringsten.

Zu B: Falsch. Der Zeitraum nach 80 Jahren kann nicht abgelesen werden.

Zu C: Richtig. Maximalhöhe bei normalem Nährstoffangebot ≈ 45 m. Maximalhöhe bei Kaliummangel < 40 m (ca. 38 m). $40 / 45 = 8 / 9 = 88{,}9\%$. Bei einer Maximalhöhe von weniger als 40 m entspricht dies folglich einer Reduktion von deutlich mehr als 11%. Die Varianzbalken sind bei Birken mit Kaliummangel tendenziell größer als bei normalem Nährstoffangebot.

Zu D: Falsch. Die Höhenschwankung zu Beginn betrug ca. 0,5 m bei 8 m Durchschnittshöhe. Am Ende betrug diese ca. 1 m bei ca. 26 m Durchschnittshöhe. Die prozentuale Schwankung war also gegen Ende geringer.

Zu E: Falsch. Eichen sind nach 50 Jahren um mehr als 5 m größer als Birken.

159. Antwort E ist korrekt.

Bei zunehmender Affinität sterben zuerst Zellen durch Neglect. Danach geschieht die positive Selektion. Bei noch höherer Affinität werden daraus regulatorische T-Zellen gebildet. Zellen mit einer sogar noch größeren Affinität sterben durch negative Selektion ab. Dies bildet nur Diagramm E ab.

160. Antwort E ist korrekt.

Die konstante Befüllung wird durch einen linearen Zusammenhang im Graphen dargestellt. Ab 3 Zeiteinheiten halbiert sich der Fluss und die Füllhöhe in Behälter B steigt mit derselben Rate (dargestellt durch die Steigung der Kurven). Somit scheiden A, C und D schon einmal aus. Nach Abstellen des Wasserzuflusses in A sinkt die Zuflussgeschwindigkeit in Behälter B konstant ab. Das bedeutet, dass die Höhenkurve von Behälter B zunehmend abflacht. Folglich kommt nur E in Frage.

161. Antwort E ist korrekt.

Zu A: Falsch. Die erste Aussage ist korrekt. Allerdings erreicht Stoff A bereits bei einem niedrigeren Druck den flüssigen Aggregatszustand als Stoff B.

Zu B: Falsch. Die Schmelz- und Siedepunktskurven zeigen keinen proportionalen Zusammenhang.

Zu C: Falsch. Eine Erhöhung in diesem Bereich führt nur bei Stoff B zu einer solchen Zustandsveränderung.

Zu D: Falsch. Der kritische Druck von Stoff A ist höher als der kritische Druck von Stoff B.

Zu E: Richtig. Der Druck muss weniger stark verringert werden um die Zustandsänderung herbeizuführen als die Temperatur. Eine Druckveränderung ist demnach effektiver.

162. Antwort C ist korrekt.

Zu A: Richtig. Unter den Personen ohne beruflichen Bildungsabschluss war die Anzahl und somit der Anteil der Nichterwerbspersonen größer als der, der Erwerbstätigen bzw. Erwerbslosen.

Zu B: Richtig. Verglichen mit allen Personen mit einem Abschluss war der Anteil der Personen mit einer Lehre/Berufsausbildung im dualen System stets am größten.

Zu C: Falsch. Über die Zahl der Personen, die 2016 einen bestimmten Abschluss absolviert haben, lässt sich keine Aussage treffen. Die Tabelle gibt lediglich die Anzahl der Personen an, die einen bestimmten Abschluss besitzen.

Zu D: Richtig

Zu E: Richtig. Die Angaben sind in 1000 angegeben. Es waren demnach 18591000 Personen.

163. Antwort B ist korrekt.

Zu I: Falsch. Siehe 2013 und 2014.

Zu II: Richtig. Zählt man die Betriebe der einzelnen Pilzsorten zusammen, ergibt sich eine größere Zahl als die „Insgesamt-Anzahl".

Zu III: Falsch. Über das Jahr 2017 lässt sich dazu keine Aussage ableiten.

Zu IV: Falsch. 12 / 14 ≠ 14 / 16.

164. Antwort D ist korrekt.

Zu I: Richtig. Das Defizit war in beiden Quartalen gleichgroß.

Zu II: Falsch. Darüber lassen sich keine Aussagen treffen.

Zu III: Falsch. Die letzten zwei Jahresquartale von 2016 sind nicht gezeigt.

Zu IV: Richtig. Das Pflegeversicherungsdefizit nahm nur geringfügig zu. Beim Rest war die Änderung stärker ausgeprägt.

165. Antwort B ist korrekt.

> **Zu A:** Falsch. Die Zeiträume stimmen nicht überein.
>
> **Zu B:** Richtig. Die 5-JÜR ist bei chronischen Leukämien größer als bei akuten Leukämien.
>
> **Zu C:** Falsch. Siehe ALL.
>
> **Zu D:** Falsch. Absolute Aussagen lassen sich nicht aus relativen Anteilen ableiten.
>
> **Zu E:** Falsch. Die Abbildung gibt keinen Aufschluss darüber, wie viele Personen erkrankt waren.

166. Antwort C ist korrekt.

> **Zu A:** Richtig. 1 / 100 = 1000 / 100 000. Größte Anzahl an Entlassungen bei Schwangerschaft, Geburt und Wochenbett ca. 1250 / 100 000 Einwohner. Kleinste Anzahl ca. 600 / 100 000 Einwohner. Die Differenz beträgt also weniger als 1000 / 100 000 Einwohner.
>
> **Zu B:** Richtig. Anzahl der Entlassungen bei Schwangerschaft, Geburt und Wochenbett ca. 2500 / 100 000 Einwohner. Anzahl der Entlassungen bei Verletzungen, Vergiftungen und anderer Folgen äußerer Ursachen ca. 1250 / 100 000 Einwohner.
>
> **Zu C:** Falsch. Die Angaben beziehen sich auf unterschiedliche Länder mit unterschiedlichen Einwohnerzahlen. Daher ist die Gesamtzahl der Entlassungen nicht vergleichbar.
>
> **Zu D:** Richtig. Anzahl der Entlassungen bei Schwangerschaft, Geburt und Wochenbett ca. 1250 / 100 000. Anzahl der Entlassungen bei Krankheiten des Urogenitalsystems ca. 1000 / 100 000 Einwohner.
>
> **Zu E:** Richtig. Bei Österreich ist der Abstand am größten. Bei Serbien unterscheiden sich die Zahlen quasi nicht.

167. Antwort D ist korrekt.

> **Zu A:** Falsch. Die Emphysem-Patienten machten lediglich 0,5% der Kosten aus, während die Patienten mit chronischer Sinusitis 5% der Kosten verursachten.
>
> **Zu B:** Falsch. Hypotension wird nicht aufgeführt unter den Diagnosen.
>
> **Zu C:** Falsch. Hier kann man sich mit einem Gedankenexperiment helfen: Angenommen wir beziehen uns auf 200 Patienten im Jahr 2013 und die Gesamtkosten betrugen 100 €. Dann wurden für knapp 35 Diabetes-Patienten insgesamt 19 € ausgegeben. Analog wurden für 40 Asthma-Patienten insgesamt 7 € ausgegeben. 19 € / 35 p. > 7 € / 40 p.
>
> **Zu D:** Richtig. Die Prozentangaben der Diagnosen ergeben insgesamt mehr als 200%. Somit muss der durchschnittliche Patient mehr als 2 Diagnosen gehabt haben.
>
> **Zu E:** Falsch. Sie war um 5 Prozentpunkte größer.

168. Antwort E ist korrekt.

> **Zu I:** Falsch. Methadon wirkt nur supraspinal. Dort wirkt es jedoch nicht dysphorisch. Dynorphin A wirkt peripher einerseits zwar auf dieselben Rezeptoren (μ-Rezeptoren). Allerdings wirkt es zusätzlich auf die κ-Rezeptoren, welche wiederum dysphorisch wirken.
>
> **Zu II:** Falsch. Morphin wirkt sowohl über den μ- als auch den κ-Rezeptor schmerzstillend. Pentazocin wirkt lediglich über den δ- und κ-Rezeptor schmerzstillend, wobei ersterer eine eher schwach ausgeprägte schmerzstillende Wirkung besitzt.
>
> **Zu III:** Falsch. Beta-Endorphin wirkt sowohl über den μ- als auch den δ-Rezeptor stark atmungshemmend.
>
> **Zu IV:** Falsch. Dysphorie wird lediglich über den κ-Rezeptor vermittelt, welcher jedoch supraspinal nicht exprimiert wird.

BUCHEMPFEHLUNGEN, E-LEARNING UND SEMINARE

BUCHEMPFEHLUNGEN, E-LEARNING UND SEMINARE

Für eine intensive Vorbereitung ist ausreichend hochwertiges Übungsmaterial unverzicht-bar. Wir haben Dir deshalb unsere Übungsbücher nach Untertest sortiert aufgeführt. Über den nebenstehenden QR-Link erhältst Du weitere Informationen und Leseproben zum jeweiligen Buch.

Darüber hinaus empfiehlt es sich Bücher in Gruppen zu besorgen und diese gemeinsam zu nutzen. Eine weitere günstige Alternative ist unsere EMS, TMS, MedAT Tauschbörse. Du findest diese Gruppe auf Facebook und kannst hier mit ehemaligen TeilnehmerInnen Bücher tauschen oder vergünstigt kaufen.

Zudem findest Du in diesem Kapitel alle wichtigen Informationen zu unseren TMS und EMS Seminaren und zu unserer E-Learning-Plattform. Via QR-Link gelangst Du direkt zu den Informationsvideos.

1. ÜBUNGSMATERIAL ZU DEN EINZELNEN UNTERTESTS

Ausführliche Informationen zu unseren Büchern, Seminaren und zu unserer E-Learning-Plattform erhältst Du auf unserer Homepage www.medgurus.de. Wenn Du mehr Informationen, Bilder oder Leseproben zu den unten aufgeführten Büchern unserer TMS, EMS, MedAT und Ham-Nat Buchreihen erhalten willst, folge einfach dem QR-Link neben den Büchern.

DIE KOMPLETTE TMS & EMS BUCHREIHE

LEITFADEN
Medizinertest in Deutschland und der Schweiz

* Lösungsstrategien zu allen Untertests werden anhand anschaulicher Beispiele und Musteraufgaben erklärt
* Zahlreiche Übungsaufgaben zu allen Untertests
* Allgemeine Bearbeitungstipps und Tricks für den TMS & EMS
* Alle Infos rund um den TMS & EMS inklusive Erfahrungsberichten

MATHE LEITFADEN
Quantitative und formale Probleme

* Das komplette relevante Mathe-Basiswissen für den TMS & EMS
* Lösungsstrategien und Grundaufgabentypen für den TMS & EMS
* Zahlreiche aktuelle Übungsaufgaben und komplette TMS-Simulationen mit ausführlichen Musterlösungen

SIMULATION
Medizinertest in Deutschland und der Schweiz

* Eine komplette Simulation des TMS in Deutschland
* Alle Aufgaben wurden vor der Veröffentlichung unter realen Testbedingungen getestet und den aktuellen Ansprüchen des TMS angepasst
* Die Simulation entspricht in Form und Anspruch dem TMS

DIAGRAMME UND TABELLEN
Übungsbuch

* Zahlreiche Übungsaufgaben, die in Form und Anspruch den Originalaufgaben entsprechen
* Musterlösungen zu allen Übungsaufgaben
* Lösungsstrategien, Tipps und Tricks zur effizienten Bearbeitung der Aufgaben

FIGUREN UND FAKTEN LERNEN
Übungsbuch

* Zahlreiche, aktualisierte Übungsaufgaben
* Schritt-für-Schritt Erklärungen zu den wichtigsten Mnemotechniken
* Tipps und Tricks für eine effizientere und schnellere Bearbeitung

KONZENTRIERTES UND SORGFÄLTIGES ARBEITEN
Übungsbuch

* Test-relevante Konzentrationstests mit Lösungsschlüssel
* Tipps für eine effizientere und schnellere Bearbeitung

MEDIZINISCH-NATURWISSENSCHAFTLICHES GRUNDVERSTÄNDNIS
Übungsbuch

* Übungsaufgaben zu Test-relevanten, naturwissenschaftlichen Themen
* Musterlösungen zu allen Übungsaufgaben
* Lösungsstrategien, Tipps und Tricks zur effizienten Bearbeitung

MUSTER ZUORDNEN
Übungsbuch

* Genaue Analyse der typischen Fallen und Fehler im TMS & EMS
* Erklärung der Bearbeitungsstrategien anhand von Musterbeispielen
* Zahlreiche, Test-relevante Übungsaufgaben mit kompletten Simulationen

SCHLAUCHFIGUREN
Übungsbuch

* Zahlreiche, erprobte Übungsaufgaben für ein ausgiebiges Training
* Genaue Analyse der typischen Fallen und Fehler im TMS & EMS
* Tipps für eine effizientere und schnellere Bearbeitung

TEXTVERSTÄNDNIS
Übungsbuch

* Medizinische Übungstexte zu TMS & EMS relevanten Themen
* Lösungsstrategien, Tipps und Tricks zur effizienten Bearbeitung
* Integrierter Lernplan mit Auswertungsbogen

2. E-LEARNING

In den letzten Jahren haben wir eine E-Learning-Plattform entwickelt auf der Du mittels Video-Tutorials alle Lösungsstrategien gezeigt bekommst und diese direkt mithilfe verschiedener Übungs- und Simulationsmodi trainieren kannst. Mithilfe der ausgeklügelten Lernstatistik erhältst Du Deinen individuellen Lernplan und kannst Dich dank unserer innovativen Ranking-Funktion mit allen anderen Teilnehmern vergleichen.

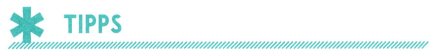

TIPPS

* **FÜR UMME**
  Auf unserer E-Learning-Plattform hat jeder die Möglichkeit kostenlos einen Einstufungstest zu machen. Dank der Ranking-Funktion kannst Du Dich direkt mit allen anderen Teilnehmern vergleichen und erhältst eine detaillierte Auswertung Deiner Stärken und Schwächen. Mehr Infos gibt es im Video. Einfach dem QR-Link folgen.

* **GEHE DIREKT AUF LOS!**
  Scannen und loslegen! Hier geht's direkt zu unserer Lernplattform. Einfach dem QR-Link folgen.

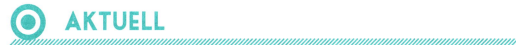

AKTUELL

* **BULLSEYE**
  Eine Umfrage unter allen Teilnehmern unserer E-Learning Plattform im vergangenen Jahr hat gezeigt, dass unser errechnetes Ranking beim Großteil auch dem tatsächlichen TMS Ergebnis entsprach. Mehr als 80 Prozent der Teilnehmer gaben an das exakt gleiche oder nur ein minimal abweichendes Ergebnis erreicht zu haben.

3. VORBEREITUNGSSEMINARE

Seit 2007 bieten wir Vorbereitungskurse zu studentisch fairen Preisen für den EMS, TMS, MedAT und Ham-Nat an. In unseren Seminaren stellen wir effiziente Bearbeitungsstrategien zu den einzelnen Untertests vor und trainieren diese mit den Teilnehmern anhand von Beispielaufgaben ein. Video Tutorials, Allgemeine Informationen zum EMS, TMS, MedAT und Ham-Nat, sowie Informationen zu unserem Kursangebot findest Du auf unserer Homepage www.medgurus.de.

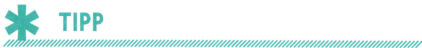 **TIPP**

 WATCH AND LEARN
Lass Dir von Lucas unser gurutastisches TMS & EMS Kursprogramm verständlich erklären. Da ist für jeden Geschmack etwas dabei. Einfach dem QR-Link folgen.

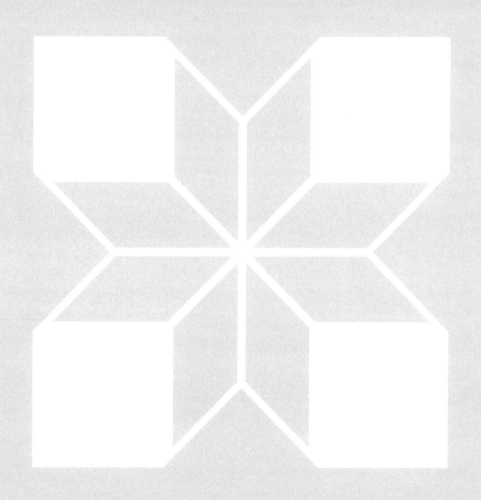

ABBILDUNGS VERZEICHNIS

Aufgabe 73:	http://www.zwp-online.info/sites/default/files/users/livia.schienbein/umfrage_weisheitszahnop_alter.png
Aufgabe 74:	https://www.it.nrw.de/presse/pressemitteilungen/2013/58_13.gif
Aufgabe 75:	http://www.brillen-sehhilfen.de/auge/images/altersweitsichtigkeit-im-alter-kurve.jpg
Aufgabe 76:	http://www.kup.at/kup/images/browser/1468.jpg
Aufgabe 78:	http://www.spiritualresearchfoundation.org/userfiles/image/004%20german%20pic/Spiritual%20research%20in%20addictions/Graph-pregnancy.gif
Aufgabe 79:	http://www.netzwerk-frauengesundheit.com/wp-content/uploads/2013/07/vitamin-D-im-jahresverlauf.jpg
Aufgabe 80:	http://www.ksta.de/image/view/2014/5/2/27323320,27226766,highRes,maxh,480,-maxw,480,Alzheimer-Erkranungen_ohne-hand_diagramm-01%255B1%255D.jpg
Aufgabe 81:	http://www.marienhospital-stuttgart.de/uploads/pics/ortho_osteoporose_grafik_600x399.jpg
Aufgabe 82:	http://faq4h.bplaced.net/images/ueberlebensrate_bei_organkrebs.jpg; http://www.spiegel.de/wissen/image/show.html?did=32362278&aref=image035/E0440/ROSPG2004041016101.JPG
Aufgabe 83:	http://arbeitskreis-krankenversicherungen.de/wp-content/uploads/2012/05/haeufigste-krankheiten-krank1.gif
Aufgabe 84:	http://www.aerzteblatt.de/bilder/2013/10/img67532662.gif
Aufgabe 85:	http://www.hist-chron.com/med/Mutter_amalgam-ziv-kr-d/raucherstatistik-2008.gif
Aufgabe 86:	https://photomed.files.wordpress.com/2008/08/melanom-rate-0-341.gif
Aufgabe 87:	https://www.drk-stadtbereitschaft.de/includes/BLUTSP3.jpg
Aufgabe 88:	http://www.maulkorbzwang.de/images/plakate/Plakate/statistik.jpg, Maulkorbzwang/Preugschat, www.maulkorbzwang.de
Aufgabe 89:	http://media1.faz.net/ppmedia/aktuell/366525951/1.1911465/article_multimedia_overview/infografik-entwicklung-der.jpg , Stat. Bundesamt.
Aufgabe 90:	http://www.suizidpraevention-freiburg.de/images/CLIP-02BA4A37.JPG
Aufgabe 91:	http://www.flughafen-muenchen-parken.de/wp-content/uploads/72364_dengue-fieber-erkrankungen-in-deutschland-2008-haeufigste-infektionslaender.jpg , Robert-Koch-Institut
Aufgabe 92:	http://ais.badische-zeitung.de/piece/04/ed/87/5b/82675547.gif, Jugend- und Drogenberatung EMMA
Aufgabe 93:	http://www.medical-partners.de/files/Grafik-Anteil-Schoenheitsops-Ausland.jpg
Aufgabe 94:	http://www.planung-analyse.de/news/studien/pages/protected/pics/3960-org.jpg Brandmeyer Markenberatung
Aufgabe 95:	http://www.notfallmedizin.medizin-2000.de/bilder/psych2.jpg
Aufgabe 96:	http://www.seniorendienst-benning.de/files/content/demenz/statistik.png
Aufgabe 121:	Socialstyrelsen, Käkemedelsregistret, Statistik om Läkemedel 2017
Aufgabe 122:	Psychiatrische Komorbidität bei Epilepsie, Matthias Schmutz und Rinhard Ganz, Neurologie 4 – 2005
Aufgabe 126:	https://www.asu-arbeitsmedizin.com/Archiv/ASU-Heftarchiv/article-726479-110576/berufserkrankungen-im-zusammenhang-mit-asbest-entwicklungen-aus-hamburg-und-umgebung-.html
Aufgabe 127:	http://www.schlafmedizin-freiburg.de/Text/G_Sch.html
Aufgabe 128:	https://viamedici.thieme.de/lernmodule/physiologie/herzzyklus+phasen+der+herzaktion
Aufgabe 131:	http://diabetes.diabetesjournals.org/content/58/4/773
Aufgabe 139:	Endspurt Physiologie 2, 2. Auflage 2009